がんを自分らしく生ききる

新しい「ホスピタルフリー・サバイバル」

村川康子
MURAKAWA YASUKO

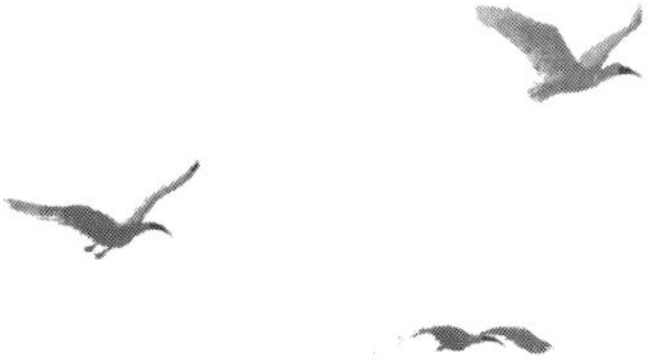

幻冬舎MC

がんを自分らしく生ききる

――新しい「ホスピタルフリー・サバイバル」――

はじめに

私は１９８３年大学卒業から25年間、主に血液内科医として造血悪性腫瘍、つまり血液のがんの治療に長いこと携わってきました。それと同時に食道がん、胃がん、大腸がんなどの消化管悪性腫瘍を含む多くの悪性腫瘍の患者さんの抗がん剤治療も行ってきました。２００７年からは、がん薬物療法専門医となり、それ以来15年間「腫瘍内科医」と呼ばれています。

抗がん剤の歴史

最初の抗がん剤は第一次世界大戦で使用が始まったマスタード毒ガスから開発された「ナイトロジェンマスタード」で、１９４６年に初めて悪性リンパ腫の患者さんの治療に用いられました。日本で薬剤承認を行っている医薬品医療機器総合機構によれば、現在のところ「抗腫瘍剤」として承認されているのは４４１種です（1）。また、国立がん研究センターの２０２１年の報告では、海外では承認されていても、日本では未承認か適応外の抗がん剤は１７３剤に上り、そのなかには個人の一カ月あたりの薬剤費が１０００万円を超えるものもあります（2）。

では、がんは抗がん剤治療で治るようになったでしょうか。そうとは言えません。手術で切除できないがんを抗がん剤で完全に治すのはとても難しいのです。進行がんでも、抗がん剤で縮小して手術できるようになる場合や、抗がん剤単独・または放射線を組み合わせることで腫瘍が消えたように見える場合はあります。でも、その後に再発することがあり、本当に治ったと安心することはなかなかできません。例えば、最近の日本のがん統計では肝臓や肺など別のところに転移した胃がん患者さんの5年生存率は6・6％と報告（3）されています。このことからも、進行したがん患者さんに残された時間はかなり限られたものであることが分かります。

抗がん剤治療の目的は患者さんの延命だけでなく、できるだけ患者さんの生活の質を保ち、「その人らしく生きる」のを支援することにあるといえます。けれど、その人らしい生き方というところが難しいのです。一人ひとりの患者さんが大切にするものが違うからです。ある人は家族が大切、またある人は仕事が大切、何かを仕上げることが大切、最期にだれかと和解することが大切、時には生きることそれ自体を一番大切に考える人もいるでしょう。

例えば、「あなたの病気は〝がん〟です。残念ながら治るのは難しいでしょう。これからの時間は限られていると思います」と、医者から告げられたとします。あなたは、そのかけがえのない時をどのように過ごすか、冷静に考えられますか?

この本を書いた理由

これから私がお話ししたいことは、抗がん剤は効果がないから受けない方がいいとか、抗がん剤はできるだけ頑張って受けるべきだなどということではありません。今、がん治療に関する本は書店の健康関連書籍コーナーにあふれていますし、がん治療の情報も簡単にインターネットで得ることができます。その中には正しいものもありますが、間違っているものや悪徳商法まがいのものも多く見受けられます。特に悪徳商法まがいのものは、患者さんやご家族の不安につけこんで高額なうえに効果のない治療を売りつけます。私の患者さんにも死の不安に飲み込まれて、間違ったがん治療の森に迷い込んでしまった方が少なからずいました。大切な時を無駄な治療に費やしてしまうのは、患者さんとご家族だけでなく我々医療者にとっても残念なことです。患者さんとご家族の一番の希望は当然ながら〝治ること〟だと思います。それが難しいのであれば、次の希望はなんでしょうか。患者さんとご家族に、そして今は健康に心配のない方も考えてみてほしいのです。これからの時間がかなり限られているとしたら、なにを大切にしたいのか。

２０１５年からの７年間で宮城県立がんセンター腫瘍内科に紹介され、私が担当した患者さんは９２７名でした。年間約１３０名の患者さんに抗がん剤治療のお話をしていることになります。中には、一度目の受診で抗がん剤治療は希望しなかったけれど、しばらくして抗がん剤治療を試してみたくなったと二度目の受診をした患者さんもいます。

私の説明が患者さんとご家族に受け入れてもらえたと感じることもあれば、不安をあおってしまっただけに終わったように思ったこともありました。このような経験の蓄積がこの本を書くきっかけになりました。患者さんとご家族に心から感謝します。医師は、患者さんとご家族によって成長するのです。

この本を手に取ることで、皆さんが抗がん剤治療について正しい知識を持ち、また一人ひとりの患者さんが充実した時をすごすための選択肢として抗がん剤治療を考えられるよう願っています。

この本は、実際に患者さんやご家族から受けることの多い質問に対して腫瘍内科医である私がお答えしていることをまとめたものです。中には、私が腫瘍内科医として今までにまとめたデータも含まれますが、できるだけ分かりやすくするために図と表を多く入れました。また、各々の章の最後に、私がいつも思うことを「腫瘍内科医のつぶやき」としても付け足してみました。必要な部分のみお読みください。質問に対する答えは、一部重複することもありますが、ご容赦ください。

目次

第2章

抗がん剤以外の治療

患者さんの疑問に答える

第3章

患者さんの疑問に答える 抗がん剤治療

第4章

緩和治療

患者さんの疑問に答える

序章　新しい「ホスピタルフリー・サバイバル」

サバイバルという用語――6通りのサバイバル

　がんと診断され治療を開始してからの患者さんの生存（サバイバル）期間は、生活の質を考慮すると6通りあります。

（1）「全生存期間」――オーバーオール・サバイバル

　がんと診断されて治療開始してからのすべての期間。

「サバイバル」は「サバイバル・ゲーム」という言葉でも分かるように、困難な状況や危機的な状況にもかかわらず、何とかして生き残ることを指します。臨床研究（ヒトを対象とした医薬品の安全性と有効性を調べる研究）では抗がん剤治療の評価をする時、「Ａ治療はＢ治療より全生存期間が長いからＡ治療の方がＢ治療より優れている」と考えます。

（2）「無病生存期間」――ディジーズフリー・サバイバル

　病気がなくなったと考えられる期間。

「フリー」は「タックスフリー」（税金がかからない）のフリーと同じで、「ディジーズフリー」は、「病気がない」という意味になります。

（3）「無再発生存期間」――イベントフリー・サバイバル

病気の再発がない期間。

「イベント」は出来事という意味で、イベントフリー・サバイバルは「再発という出来事がない期間」となります。

（4）「無増悪生存期間」――プログレッションフリー・サバイバル

病気が進行していない期間。

「プログレッション」とは進行という意味ですから、これは分かりやすいですね。

優れた治療法を見つけるための臨床研究では、すべての患者さんの全生存期間を知るには時間がかかるため、無病生存期間・無再発生存期間・無増悪生存期間などを全生存期間の代用にする場合があります。

（5）「無入院期間」――ホスピタルフリー・サバイバル

入院しないで過ごした期間。

「ホスピタルフリー・サバイバル」は、「ホスピタリゼーションフリー・サバイバル」とよばれることもあります（4）。これは、ふつう「入院していない」で家にいる（「在宅生存」という用語となりますが、「在宅生活」ともいえます）という意味になります。入院している期間は患者さんの自由はかなり制限されることになりますから、患者さんにとって入院しないで過ごせる期間は非常に大切です。

（6）新しい「ホスピタルフリー・サバイバル」

この本で特に新しい「ホスピタルフリー・サバイバル」と言っているのは、ふつうの「ホスピタルフリー・サバイバル」と意味が違っています。後で詳しく説明しますが、単に「入院していない期間」という意味ではなく、「抗がん剤治療などのための入院も通院もしていない期間」と定義しています。

治療するために生きるか、生きるために治療するか

ある時、患者さんから〝生きるために治療受けてるんだか、治療受けるために生きてるんだか、分からなくなるんだ、たいへんなんだぁ〟と言われたことがありました。車がないために、汽車やバス、タクシーを乗り継いで、毎週外来で抗がん剤治療を受けている方でした。入院だけでなく、頻回に外来受診するようでは、同じサバイバルでもその人らしい生き方ができなくなるということに今更ながら気づきました。

患者さんは「医者から知らされた余命」を「自分の自由になる残された時間」だと考えるかもしれません。抗がん剤治療を受ける場合には、治療のための定期的通院や治療効果を検査するための通院も必要です。また、抗がん剤の副作用で予定外に受診が必要となることもあります。場合によっては入院に至ることもあります。通院も入院も、それぞれのかたちで患者さんの自由は制限されます。抗がん剤治療は患者さんに残された時間を実質的には延ばすかもしれませんが、そのかけがえのない時間の質を保証するものではありません。

外来で抗がん剤治療を受ける——4つの負担

(1) 時間的負担

外来抗がん剤治療は1時間程度の比較的短いものから、6時間を超える長丁場の治療もあります。ある患者さんの例を示します。膵臓がんで一日目に約5時間の抗がん剤治療、それに引き続き48時間持続の抗がん剤投与を2週毎に受けている方です。重いものを持ったための腰椎の圧迫骨折があり、歩くのに杖は欠かせない方でした。自宅から病院まで車で15分くらいのところに住んでおり、今のところは何とか自分で運転して来院できます。でも、病気が進行して体調が悪くなったり、腰痛が強くなるようであれば、自分で車の運転をすることは難しく、家族のサポートが必要になります。

ある治療日の具体的な時間経過を示しましょう。

【一日目】

午前 7:15 自宅出発

午前7:30 病院着
午前8:10 採血検査
午前9:10 医師の診察
午前9:30 抗がん剤治療開始
(昼 ベッドの上で食事)
午後3:30 病院での抗がん剤治療終了
午後4:00 会計
午後5:00 調剤薬局で薬の受け取り後に、帰宅

朝に自宅を出発してから夕方に帰宅するまでの所要時間は、順調にいっても9時間45分になります。さらに、患者さんは抗がん剤を48時間投与するための携帯ポンプを装着した状態での帰宅です。

【一日目～二日目】

携帯ポンプをつけたまま自宅で生活

【三日目】

携帯ポンプがほぼ空になった頃（たいていは昼過ぎ）に、また病院を受診して携帯ポンプをはずします。

このように大変な治療を2週毎に受けている患者さんが多くいます。

（2）心理的負担

抗がん剤治療を受けるための通院がもたらす心理的な負担も見過ごすことはできません。「明日は抗がん剤治療のための通院日だと思うだけで気持ちが落ち込む」という患者さんは決してまれではありません。また、「抗がん剤治療のために病院に行かなければと思うだけで吐き気がする」（これは「予期嘔吐」と言います）という方もいます。もちろん、治療を受けて少しでも良くなりたい、治療を受けていないと不安だから、という理由で、逆に抗がん剤治療を待ちわびるという患者さんもいます。でも、遠足を楽しみにしている小学生のような気分からは程遠いのではないでしょうか。

（3）通院の負担

今でも忘れられない、70歳台の患者さんとその奥さんがいます。大腸がん術後の骨転移で車いすが欠かせない患者さんを献身的に介護する奥さんの姿は、ご夫婦の今までの歴史を表しているようでした。遠方にお住まいで、2週毎の抗がん剤治療のために奥さんの運転で通院していました。ある時、来院予定時間になっても、ご夫婦が来院しません。今まで予約時間に遅れることはなかったのです。昼近くになって、親戚という方から病院に連絡がありました。来院する途中で自動車事故にあったとのこと。詳細は告げられませんでした。待合室のテレビに映った昼のローカルニュースに心臓が掴まれたような衝撃を受けました。高速道路で普通乗用車がトラックと衝突して普通乗用車が大破、助手席の男性は死亡。運転していた女性はヘリコプターで近くの大学病院へ搬送とのこと。後で聞いたところでは奥さんも搬送中に亡くなったとのことでした。2週間毎に往復2時間の高速道路の運転は奥さんには負担であったのではと考え込んでしまいました。通院するということにはこのような危険も付きまとうと今更ながら気づかされました。

（４）介護者の負担

一人住まいの患者さんの治療を考える時、50歳台の直腸がん、肺・肝転移の患者さんを思い出します。初めて受診した時点で病気がかなり進行していたため、体調良好とはいえませんでした。未婚の方でキーパーソン（患者側責任者）は遠方在住の妹さんでした。実際は近くにお住まいの姪・甥が面倒を見ているとのこと。患者さんは抗がん剤治療希望で、２週間毎の通院は姪と甥が仕事を調整しながら車の送り迎えで対応していました。時には姪や甥の仕事の都合で、治療が１週間ほど先延ばしになることもありました。姪や甥にとっては大変であったと思いますが、患者さんにとっては、面倒を見てくれる親類が近くにいてくれて幸運でした。最終的には体調が悪化し通院が難しいため、近くの病院での緩和治療となりました。妹さんとの面会もできたと後から聞きました。患者さんは転院した病院で穏やかな時を過ごせたのではないでしょうか。

腫瘍内科を受診すると、まず医師はどんなことを説明するか

多くの場合、初めて診察室に入る患者さんと家族は、とても緊張しています。患者さんの表情やしぐさから、緊張の度合いや実際の体調を推測するのは腫瘍内科医にとって大切なことです。続いて入ってくる家族の様子に注意を払う必要もあります。患者さんの治療には家族の協力が不可欠だからです。これらの第一印象や紹介医からの「診療情報提供書」（今までの病気の経過や検査結果が書いてある手紙）や画像情報（内視鏡カメラ、ＣＴ［コンピュータライズド・トモグラフィー：コンピューター断層撮影］、ＭＲＩ［マグネティック・レゾナンス・イメージング：磁気共鳴画像診断］など）を踏まえて、病気や治療についてどのように・どこまで説明するかを腫瘍内科医は判断します。初回の説明だけでは病気や治療への理解が不十分と思われる場合には、日を改めて説明します。

私が説明をする時の内容とその順序は図1の例に示したものになります。項目のⅠからⅧまで順に説明しながら、患者さんや家族の質問にも答えます。質問と答えの詳しい内容は、それぞれ後の章に対応したものになっています。私は、必ずこの内容を手書きした用紙を作成し、最後に患者さんに渡します。またこの用紙のコピーを電子カルテに取り込んでおきます。「〝治らないがん〟と聞いた後の説明は、頭がまっしろになって覚えていない」という患者さんが説明内容を後で確認するために大切です。

この説明用紙はその後の治療経過を説明する場合にも有効で、これを見ながら、「以前にこのように説明しましたね。そして、その時から現在までの病気の変化をお話しします」というようにその後の治療経過の説明を続けていきます。ですから、患者さんによっては説明が何回にも及びますから、このような説明用紙を何枚も持っていることもあります。私は患者さんが後から見直しても理解しやすいよう書くことを心がけています。

当科に紹介される患者さんのほとんどは、がんと診断された時点で手術ができない遠隔転移があるか、局所病変が周囲に広がっていて手術不能、または以前に手術などの治療で一旦は治癒したと思われたのにその後に再発して、今度は根治手術が難しいと考えられる方です。かなり進行したがんでも抗がん剤治療で縮小すれば手術の可能性がある場合、または術後の再発予防のための抗がん剤治療目的で当科を受診する患者さんもいますが、今回はそのような方を除いて説明します。

説明する項目は、以下のⅠからⅧになります。

Ⅰ　今までの臨床経過の説明

まず患者さんの今までの病気の経過をまとめます。

・いつどんな診断をされたのか→２０２０年２月大腸がん
・進行度はどの程度か→ステージⅢＣ（病気によりステージの評価方法は変わります）
・いつどんな治療を受けたのか→２０２０年２月手術
２０２０年３月～９月補助化学療法（手術後に行う再発予防のための抗がん剤治療）
・現在の病態は→２０２２年３月多発肝転移（肝臓に転移した腫瘍が二つ以上ある状態）

患者さんと医療者で病態の理解を一致させることが大切です。以前は、「主治医に〝がん〟と言われていなかった」という患者さんがかなりいましたが、さすがに現在はそのようなことはありません。けれど、「専門の病院で治療を受けた方がいい」と主治医に説明されただけでがんセンターを紹介される患者さんは今でも少なからずいらっしゃいます。

Ⅱ　手術不能であることの理解

根治手術が不可能であること、つまり治癒は難しいことを説明します。例えば、多発肝転移の場合、転移した腫瘍の部位にもよりますが、転移した腫瘍を全部切除する根治手術は難しい場合が多いのです。また、例えば検査で肝臓に腫瘤が2つ見つかっても、実際にはそれより多いこともあります。ＣＴは体の周囲からX線を照射することによって得られた断面の情報を画像再構成し、断層（輪切り）像を得る検査です。例えば、１ｃｍの間隔の画像だとすると、それより小さい腫瘤は画像に映らないことがあります。ここで、患者さんから「もう治らないってことですか?」「死ぬってことですか?」という質問が出ます。そこで、治癒困難がすぐ死ぬこととは全く異なることを説明して、まずは患者さんに落ち着いてもらいます。

Ⅲ　標準抗がん剤治療の説明

標準抗がん剤治療の説明をします。「標準」の意味を理解していない患者さんからは、「標準ではなくてもっと良い治療をして」「お金はいくらかかってもいいから」「私の医療保険には先進医療特約がついているので、一番いい治療を」との言葉をよく聞きます。そこで一般的ながん治療の種類について説明します。

Ⅳ　抗がん剤治療の目的と治療経過の説明

抗がん剤治療の目的は治癒ではなく、抗がん剤の副作用が蓄積して治療継続の限界を超えたり、抗がん剤の効果が認められなくなったら治療を中止すること、その後は痛みや食欲不振などがんの進行による症状を緩和する治療のみになることを説明します。

Ⅴ　一般的な予後の説明

「平均余命」の説明をしますが、ここが難しいところです。医療を扱うテレビドラマで、患者さんが「私の命はあとどのくらいですか？」と聞き、主治医がだいたいの時間を説明する場面です。「これからお伝えする平均余命は決してあなたの残り時間ということではありません」と繰り返してから平均余命を伝えても、患者さんは平均余命を残り時間と思い違えて、命のカウントダウンを始めてしまうことが多いのです。

Ⅵ　他の治療法の説明

抗がん剤以外の治療に関する質問に対してお答えします。放射線治療、免疫治療、漢方薬など様々な治療法が出てきます。最近はがん遺伝子パネル検査やセカンドオピニオンで新しい治療の選択肢を考えたいという方もいます。

Ⅶ　抗がん剤治療の疑問に答える

抗がん剤治療への不安、例えば副作用・日常生活への影響に関して、入院のみでなく外来通院の負担を考慮した新しい「ホスピタルフリー・サバイバル」の観点も含めて抗がん剤治療について説明します。最近は医師にすべての判断をゆだねる患者さんはさすがに減っていますが、命の質と長さに大きく影響する治療法の選択は非常に難しいものです。また、「腫瘍内科」がどのような仕事をするのかも説明することがあります。

Ⅷ　緩和治療の説明

緩和治療に関する質問に対して答えます。ここではQOL、そして避けることのできない「良い死」についても少し触れます。私が語るには大きすぎる問題ですが、私の限られた経験からお話しします。自分の人間としての力量の足りなさをいつも感じるところです。

図 1　腫瘍内科初診の患者・家族への説明の流れ

I 今までの臨床経過の説明

（例）
2020 年 2 月 大腸がん手術 ステージ IIIc
3 月 術後補助化学療法開始
9 月 術後補助化学療法終了
→経過観察
2022 年 3 月 多発肝転移

II 手術不能であることの理解

1. もう治らないんですか？

III 標準抗がん剤治療の説明

2. 標準治療より良い治療はないんですか？

IV 抗がん剤治療の目的と治療経過の説明

抗がん剤治療の目的は
・がんの進行をゆっくりにする
・病巣を一時的に縮小する

抗がん剤治療の効果は一時的
↓
・副作用の蓄積
・薬剤耐性
↓
抗がん剤の中止
↓
緩和治療

V 一般的な予後の説明

3. 私に残された時間はどのくらいですか？

（前ページのつづき）

VI 他の治療法の説明

4. 放射線治療（粒子線治療）で治らないですか？
5. 免疫治療で治らないですか？
6. 漢方薬やビタミン剤はがんに効きませんか？
7. 「がん遺伝子パネル検査」で治療できないですか？
8. セカンドオピニオンを聞いてみてもいいですか？
9. 先生がいいと思う治療をしてくれませんか？

VII 抗がん剤治療の疑問に答える

10. 抗がん剤治療は入院で受けられないですか？
11. 抗がん剤治療がつらかったら止めてもいいですか？
12. 体調が悪いと抗がん剤治療は受けられませんか？
13. どんな時に入院するんですか？
14. 抗がん剤治療は日常生活にどのくらい影響しますか？
15. 抗がん剤治療を受けないのも不安なんですが？
16. 私の病院には腫瘍内科がないのですが？

VIII 緩和治療の説明

17. 抗がん剤治療ができなくなったらどうなるんですか？
18. 緩和治療ってどんな治療ですか？
19. QOL ってなんですか？
20. 「良い死」ってあるんですか？
21. まだ死にたくないんです。 なんとかなりませんか？

第1章

患者さんの疑問に答える

まず知ってほしいこと

1　もう治らないんですか？

医者の〝治る見込みが低い〟と言う意味

　主治医に「あなたのがんは手術ができない」とか「治る見込みが低い」と言われたら、ほとんどの患者さんはひどく落ち込んでしまうと思います。一方、糖尿病や高血圧などの生活習慣病は文字通り生活習慣の乱れから発症することがほとんどで、治ることが難しい病気です。しかし、糖尿病と言われてもがんと伝えられるより落ち込まないのはなぜでしょうか。〝手術できない、治る見込みがない＝死ぬ〟と連想するのではないでしょうか。

　手術できない場合、また術後に再発して根治手術が難しい場合、抗がん剤治療で治癒が難しい腫瘍と治癒が期待できる腫瘍に分けて考える必要があります。治癒が期待できるなら、もちろん治癒を目指して抗がん剤治療を行います。また、抗がん剤治療で腫瘍を縮小させて治癒切除を目指す場合もあります。けれど、抗がん剤治療で治癒が期待できないのであれば、それからの時間をその患者さんらしく過ごしてもらうことが目標になります。しかしここで大事なことは、治癒が期待できる腫瘍なら長生きで、治癒が難しい腫瘍なら長生きできない

図2　日本における悪性腫瘍の年間の罹患数と死亡数

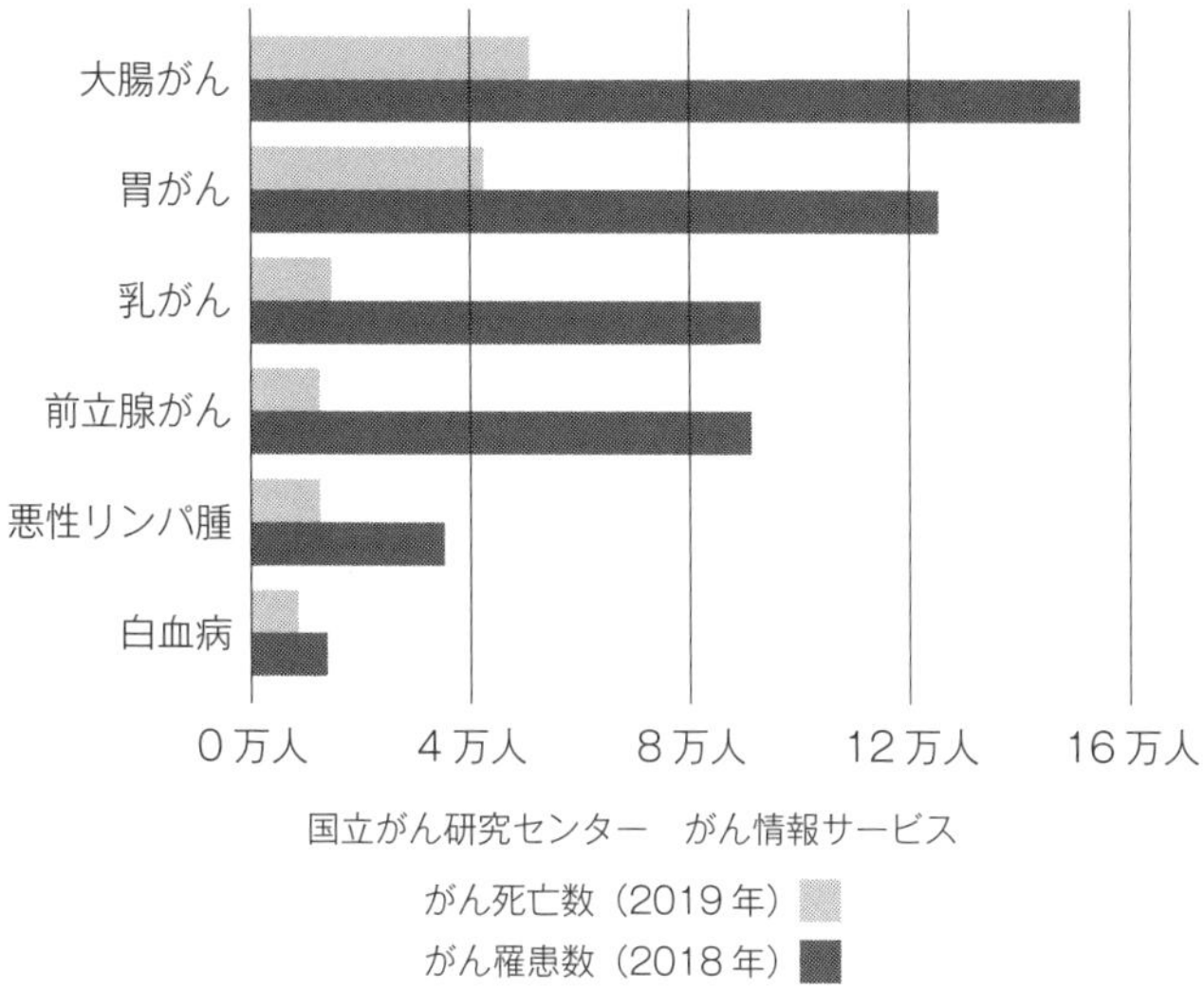

という訳ではないことです。

がんによって予後は大きく違う

国立がん研究センターが日本におけるがん患者さんの統計を毎年発表しています（5）。数の発表を、図にしてみます（図2）。

■は2018年の罹患患者数、▒は2019年の死亡患者数を表しています。毎年多くの患者さんが大腸がん、胃がん、乳がん、前立腺がんの疾患と診断されます。多くの患者さんは手術可能です。しかし、初発時に手術できないと判断される場合、または手術後の再発で更なる手術ができない場合に抗がん剤治療となります。

大腸がん・胃がん・乳がん・前立腺がんは抗がん剤で治癒を期待できないがんの仲間です。そのなかで、大腸がん・胃がんは年間で罹患する方が12万人以上、亡くなる方も4万人はいます。一方、乳がんと前立腺がんは年間で罹患する方が8万人以上、亡くなる方は2万人以下です。この違いの理由の一つは、乳がん・前立腺がんの抗がん剤治療の効果が、大腸がん・胃がんより良いこと、またホルモン剤などのゆるやかな治療で病状のコントロールができる場合が多いことなどが考えられます。

一方、白血病と悪性リンパ腫は抗がん剤で治癒が期待できる腫瘍の仲間です。ですから、治癒を目指した抗がん剤を行います。年間罹患数は多くはありませんが、年間で亡くなる方は罹患数の半数近くなるのです。

大切な時を自分らしく〝生ききる〟

もし医師から治る見込みが低い病気と言われたからといって、すぐに死に直結するわけではないということです。医師の説明はすべて今までの医学的データを根拠としています。医者は、実際に目の前に座っている患者さんが治るか治らないか、その患者さんのこれからの時間がどのくらいかを正確には言い当てられないのです。抗がん剤の効きやすさや、がんの増殖の速さは個人差が非常に大きいからです。患者さんには、がんとうまく付き合いながら大切な時を自分らしく〝生ききる〟ことを目指していただきたいのです。

【腫瘍内科医のつぶやき】――最期の桜――

「もう治らないんですか？　死ぬってことですか？」という質問に答えるのは勇気が要ります。はっきりと断言することはできないけれど、たぶん治癒は期待できなくて、これからの時間も限られていると思われる場合には、こんな風にお答えすることもあります。

「来年の桜を見るのは難しいかも」

　宮城県がんセンター緩和病棟は、ウッドデッキのある病室が中庭に面しています。そこには、二本の桜の樹が植えられていて、春には花をつけます。日本人は、なぜ人生の最期に桜のことを考えるのでしょうか。

この句を思い出します。

〝今生の桜といふは聞き流す〟　仁平よしあき

俳人協会会員、東北大学名誉教授の仁平義明先生の句です。私も「これで桜を見るのは最期ですね」という患者さんの質問にどう答えたらよいのか分からないで、聞いていなかったようにふるまうことがあります。

2　標準治療より良い治療はないんですか？

標準治療は、お品書き〝松竹梅〟の〝竹〟の治療ではない

標準治療の説明をすると、「標準ではなくて、一番良い治療をしてください」という言葉が患者さんやご家族から出ることが多いので、表1に治療の種類を、文字は小さくなりますが、まとめてみます。

表１　抗がん剤治療の種類

	定義	大切なこと	科学的根拠	公的医療保険	医療機関
標準治療	明確	現時点で最も良い治療	（＋）	（＋）	すべての医療機関で可能
治験	明確	新薬開発のための治療を兼ねた試験で国の承認申請を目的とする	（±） 動物実験による薬の安全性の確認後に人間での安全性と有効性を検証	（±） 一部費用は製薬会社が負担	治験参加している特定の医療機関
先進医療	明確	特定の医療機関で研究・開発された新しい治療	（±） ある程度の実績あり	（±） 技術料は全額自己負担	厚生労働省に届け出た医療機関
患者申出療養	明確	海外承認治療、治験、先進医療で公的医療保険の適用外だが患者希望	（±） ある程度の実績あり	（±） 未承認薬は全額自己負担、一部医療も自己負担	厚生労働省に届け出た医療機関
最新治療 最先端医療	不明確	定義があいまいなため、根拠が不十分な詐欺まがいの治療も含まれる	（±）～（－） 効果や副作用の程度が不確定な治療	（－） 全額自己負担	治療を公表している医療機関
代替療法	やや不明確	健康食品から鍼灸、ヨガなど多岐にわたる抗がん剤治療を補完する治療	（±） 腫瘍による症状抗がん剤の副作用の緩和が認められることあり	（－）	治療を公表している医療機関
詐欺治療	不明確	“奇跡的な治癒”などの文句で宣伝している治療	（－）	（－）	治療を公表している医療機関

アメリカ癌学会で「トラディショナル・ケモセラピー」または「スタンダード・ケモセラピー」と呼ばれているものが、日本では「標準抗がん剤治療」に当たります。標準治療とは、科学的な根拠に基づいて、現在利用できる中で最良であることが証明されている治療で、公的医療保険の適用となる治療のことです。

標準治療は固定したものではなく、臨床研究により進化していきます。ある抗がん剤治療がボクシングのチャンピオン（標準治療）だったとしましょう。それより優れているかもしれないと考えられる治療があれば、それが挑戦者になるのです。そして、その二つの治療を比較する臨床研究が行われます。まるでタイトルマッチのようなものです。チャンピオンがそのまま標準治療の座に収まっている場合も、挑戦者が新たなチャンピオン（標準治療）になる場合もあります。

標準治療以外の治療は要注意

治験や先進医療とは、現時点での標準治療より優るか少なくとも同等の効果のある治療を見つけるための研究で、種々の選択基準を満たした患者さんに参加してもらって行うものです。標準治療より効果的な場合もありますが、そうではない場合もあり、一部公的保険の適用になります。厚生労働省が、先進医療を実施している医療機関の一覧を公表しています（６）。現時点では私の科を受診する患者さんにお勧めしたい治療はありません。ちなみに、ある保険会社の生命保険で先進医療保障（特約）をつけると月額１００円程度多く支払うことになります。

「患者申し出療養」は選択基準を満たさない治験や先進医療などの治療を受けたい患者さんが国に申請するものです。これも厳しい種々の基準を満たした特定の患者さんに適応され、一部公的保険の適用になります。

厄介なのが最新医療とか最先端医療と言われる治療です。例えば、インターネットの検索で「最新」「最先端」「がん治療」と入力してみてください。８００万件以上が検索できます。その多くは公的医療保険の対象にならない、疾患に対する陽子線・重粒子線などの粒子線治療（質問４）、種々な免疫治療（質問５）ですが、一般的には代替医療（質問６）に分類されるべき健康食品までが表示されてきます。いかに最新医療とか最先端医療という言葉に玉石混交の治療が含まれるのか驚くばかりです。

やはり標準治療が安心

インターネットでがん治療に関して調べている患者さんやご家族は非常に多いのではないでしょうか。最新医療とか最先端医療と宣伝している治療は標準治療と同等かそれより優れている根拠はありません。医療費は全額自己負担になるため、患者さんは大きな金額で自分の体を賭けることとなり、場合によっては手ひどい損失を負ってしまう危険もあります。ですから、私は患者さんにはこのような治療は決してお勧めしません。

【腫瘍内科医のつぶやき】――なぜ私たちではなく、あなたが――

神谷美恵子さん。１９３５年に津田英学塾（現在の津田塾大学）卒業、その後コロンビア大学に留学。そこで医師を目指しますが、戦争のため帰国して東京女子医専（現在の東京女子医科大学）卒業。精神科医となり、長島愛生園で精神的疾患に苦しむハンセン病患者の診療に打ち込んだ方です。第二次世界大戦後に極めて有効な治療薬が標準治療になってからのことです。それでもその頃、まだまだこの病で苦しむ患者さんは多かったのです。

彼女は患者さんに語りかけます。

「なぜ私たちではなくてあなたが？
あなたは代わってくださったのだ」（7）

彼女は洗礼こそ受けませんでしたが、この呼びかけは、キリスト者のキリストに対する問いかけに聞こえます。患者さんにとって、この問いかけも、最初は、「なぜ、私がこの病気にならなければならなかったのでしょうか？」だったのかもしれません。

3　私に残された時間はどのくらいですか？

平均余命よりも、半分の人は長く生きる

よく医療ドラマで見られる一場面があります。がん患者さんが主治医に「あとどれだけ生きられるんですか？」と聞いて、医師が「あなたのがんは進行しているから、平均余命は○○カ月です」と答える、あれです。「平均余命」という言葉はどういう意味でしょうか。

図3　A治療とB治療のカプラン・マイヤー生存曲線

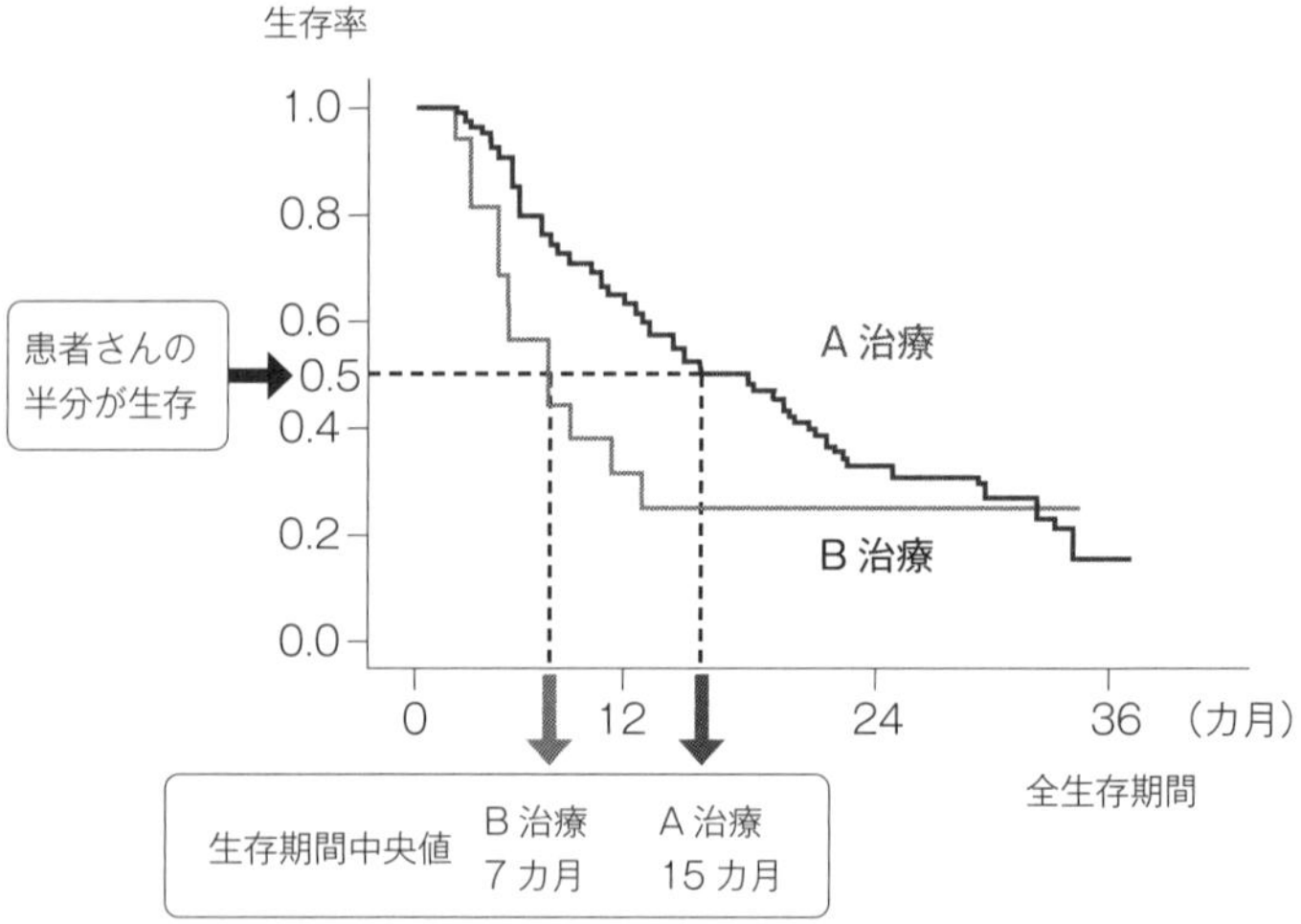

「平均余命」は、いわゆる「平均値」ではない

平均余命と似ている言葉に「全生存期間」があります。全生存期間とは、臨床試験において治療法の「割り付け開始日」（治療法の決定日）もしくは治療開始日から患者さんが亡くなるまでの期間のことを示します。全生存期間は長い患者さんも短い患者さんもいます。イメージとしては、患者さんに全生存期間の短い順に整列してもらい、真ん中の患者さんの全生存期間を「生存期間中央値」と定義します。医師は「あとどれだけ生きられるんですか？」と患者さんから質問された場合には、この生存期間中央値を「平均余命」として答えているのです。

図3で説明しましょう。

例えば、ある研究でがんの患者さん99人にA治療を始め、また別の99人にB治療を始めたとします。99人中で50人目の患者さんが亡くなったのは、A治療を開始したグループでは15カ月目、B治療を開始したグループでは7カ月目であったとします。医師は胃がん患者さんに治療の説明をする時、平均余命はA治療では15カ月、B治療では7カ月ですと説明するのです。考えてみると、A治療を受けた患者さんの48人は15カ月より長生きで、残りの48人の余命は15カ月より短いのです。

患者さんの体調は比較的最期まで保たれ、体調が悪化した期間はある程度予測可能

心・肺疾患末期や認知症・老衰と比べて、がんの場合、比較的機能は保たれますが、最期の数カ月で急速に身体機能が低下します（8）。医師はこの最期の期間を食欲不振・呼吸困難などの自覚症状、白血球数などの検査値、また今までの経験などからある程度予測できます（9）。この期間を医師が家族に説明する時、この残された時間を「日単位」「週単位」「月単位」などと表現することが多いと思います。

一人ひとりの具体的な余命は分からない

各々の患者さんにどの程度抗がん剤治療の効果が得られ、それがどの程度続くのか、医師には予測できません。ですから、最期の体調悪化の期間がある程度予測できても、全体の余命までは予測できないのです。楽天的な人なら、「私は先生の教えてくれた平均余命より長生きしそう」と思うでしょうし、悲観的な人ならば「私はいつも運が悪いから、長生きできなさそう」と落ち込むかもしれません。結局のところ平均余命とは、ひとつの統計的データにしか過ぎないのです。ちなみに平均余命とはエドワード・カプランとポール・マイヤーの二人が考案した「カプラン・マイヤー生存曲線」から導き出されるもので、医者がよく用いる曲線です。

【腫瘍内科医のつぶやき】——半分は平均余命よりも長生き——

患者さんに平均余命を伝えることは、本当に良いことなのでしょうか？　それとも伝え方が大事なのでしょうか？

ノーベル経済学賞を受賞したダニエル・カーネマンは同じことでも表現次第で感じ方に違いが出る「フレーミング効果」について語っています。

「手術1カ月後の生存率は90％です」の方が「手術1カ月後の死亡率は10％です」より力強く感じる（10）。

患者さんに同じことを伝えるにしても、表現次第で受け取り方は全く変わってきます。

私は、「平均余命」の数字を言う前に、いつも次の言葉を繰り返します。〝これから言う平均余命は、決して具体的なあなた個人に残された時間ということではありません。患者さんの半分は平均余命より長生きです〟。

第2章

抗がん剤以外の治療

患者さんの疑問に答える

4　放射線治療（粒子線治療）で治らないですか？

手術、放射線、抗がん剤が、がん治療の三本柱

まず、悪性腫瘍に対する基本的な治療の説明が必要です。これには大きく三つの柱があります。手術、放射線、抗がん剤です。手術可能であれば、できるだけ手術的に切除するというのが原則です。けれど、根治手術が難しい場合や手術と同程度の効果が期待できると判断される場合に放射線と抗がん剤を各々単独でまたは組み合わせて治療します。患者さんとご家族は、抗がん剤治療は副作用が心配だからそれ以外の「体に優しい治療法」はないか、という意味の質問をされることがよくあります。その時に出てくる言葉に放射線治療があります。

最新の放射線治療は粒子線治療

本題の放射線治療の説明をしましょう。放射線治療には以前からある電磁放射線（ガンマ線、エックス線）と最近出てきた粒子放射線（陽子線、重粒子線、中性子線）があります。この

二つはどこが違うのでしょうか。腫瘍に放射線を当てて腫瘍をやっつけるという点では同じなのです。体の深いところにある腫瘍に電磁放射線を当てようとすると腫瘍より浅いところにある正常組織にも大きなダメージが生じるため、腫瘍に十分な線量を当てることが難しいことが多いのです。粒子放射線を用いると腫瘍だけに大きなエネルギーを当てるため、周りの正常組織の障害を最小限に抑えられます。ただし現時点では、今までの電磁放射線に比べて粒子線治療が優れているのかという疑問に関して、副作用やコストも考慮した検討は十分ではありません。

表2のように、２０２２年4月に診療報酬が改定になり、陽子線と重粒子線治療が適応される疾患が保険診療、先進医療とも拡大されました。保険診療であれば公的医療保険の対象になりますが、先進医療の場合は陽子線と重粒子線治療の先進医療部分の費用の３００万円は自己負担となり、残りの医療部分は公的医療保険の対象となります。また、局所再発性直腸がんの患者さんすべてが陽子線の適応になる訳ではありません。病気の広がりや体調など様々な因子を検討して、陽子線適応の可否が決定されます。患者さんやご家族が粒子線治療を希望される場合には、まず主治医に粒子線治療の

表２　粒子線治療の適応疾患
（2022 年 4 月診療報酬改定に伴う変更）

粒子線の種類	陽子線	重粒子線
日本の施設数	19 ケ所	7 ケ所
保険診療	・小児腫瘍	
	・頭頸部腫瘍	・頭頸部腫瘍
	・前立腺がん	・前立腺がん
	・骨軟部腫瘍	・骨軟部腫瘍
先進医療	・脳脊髄腫瘍	
	・頭頸部腫瘍	
	・肺縦隔腫瘍	・肺縦隔腫瘍
	限局性肺がん	限局性肺がん
	局所進行非小細胞性肺がん	局所進行非小細胞性肺がん
	縦隔腫瘍	
	・消化管腫瘍	・消化管腫瘍
	局所進行食道がん	局所進行食道がん
	局所再発性直腸がん	局所再発性直腸がん
	・肝胆膵腫瘍	大腸がん術後骨盤内再発
	肝細胞がん	・肝胆膵腫瘍
	肝内胆管がん	肝細胞がん
	胆道がん	肝内胆管がん
	局所進行膵がん	切除可能膵がん（術前）
	・泌尿器腫瘍	局所進行膵がん
	腎がん	・泌尿器腫瘍
	膀胱がん	腎がん
	精巣腫瘍	
	・婦人科腫瘍	・婦人科腫瘍
	局所進行子宮頸がん・体がん	局所進行子宮頸がん・体がん
	・転移性腫瘍	・転移性腫瘍
	転移性肺腫瘍（3 個以内）	転移性肺腫瘍（3 個以内）
	転移性肝腫瘍（3 個以内）	転移性肝腫瘍（3 個以内）
	転移性リンパ節	転移性リンパ節

可能性があるか否かを聞いてみることをお勧めします。可能性がある場合には、粒子線治療の専門機関への紹介状を書いてもらってから受診してください。

粒子線治療を選ぶか、抗がん剤治療を選ぶか

心に留めておいてほしいのは、粒子線治療でがんが夢のように治るという訳ではないことです。粒子線治療はあくまでも局所的な治療です。がん細胞が血管やリンパ管を通って遠くまで運ばれていれば、元のがんをやっつけても治癒には繋がりません。

陽子線治療の効果があった膵臓がんの患者さんを思い出します。陽子線治療で膵腫瘤が縮小したため、その後は副作用の少ない抗がん剤治療を受けながら仕事を続けていました。膵腫瘤は最期まで縮小したままでしたが、肝転移とがん性胸腹膜炎（がん細胞が腹膜と胸膜に転移して、腹水・胸水がたまる状態）で、陽子線治療を開始から16カ月目に永眠されました。

患者さんとご家族が粒子線治療を希望され、放射線治療医が可能と判断するのであれば、粒子線治療も一つの治療選択肢ではないでしょうか。どのような結果であっても患者さんとご家族が粒子線治療を受けてよかったと思われたなら、それでよいと私は思っています。

【腫瘍内科医のつぶやき】――キュリー夫人と蚕――

マリー・キュリーは、ノーベル物理学賞とノーベル化学賞を受賞した文字通り放射線治療のパイオニアで大天才。夫のピエールと一緒にポロニウム、ラジウムを発見したのは１８９８年。キュリー夫人は放射線障害で命を落としたと言われています。この天才科学者が自分を重ね合わせたのは歴史上のヒロインや偉人などではなく、娘イレーヌの飼っていた小さな蚕たちでした。せっせと繭を作る蚕を眺めて、キュリー夫人はこう語ったと、イレーヌは書いています。「わたしも同じ仲間だわ」（11）どんな天才でも大いなる発見や発明のためにはたゆまぬ努力が必要なのです。私には及びもつかぬことです。でも、たとえちっぽけでも、自分にしかできない繭を一生かけて作ることはできると信じています。

5　免疫治療で治らないですか？

免疫治療は優しい治療ではない

患者さんとご家族は、抗がん剤治療は副作用の強い治療、免疫治療は体に優しい自然な治療というようなイメージを持っている場合が多いのではないでしょうか。「抗がん剤ではなく、免疫治療を」と言う患者さんとご家族は少なくありません。

免疫治療を簡単に説明すると「人間の免疫の力を利用してがんを攻撃する治療法」となります。かなり以前から「がんワクチン」や「Tリンパ球輸注療法」などの免疫治療の研究は行われていましたが、なかなか十分な成果が得られず、保険適用にもなってはいません。

「免疫チェックポイント阻害剤」による新しい免疫治療

最近、Tリンパ球のがん細胞を排除する働きにブレーキをかけている仕組み（免疫チェックポイント）があることが分かりました。それを抑えることで、Tリンパ球ががん細胞を攻撃するようになるのです。「免疫チェックポイント阻害剤」が開発され、免疫治療の世界は一

	消化器系				泌尿器系						皮膚					
頭頸部がん	食道がん		胃がん	直腸・結腸がん	腎がん	尿路上皮がん			乳がん	子宮体がん	悪性黒色腫	メルケル細胞がん	肝細胞がん	古典的ホジキンリンパ腫	原発不明がん	固形がん
●	●		●	●	●	●					●			●	●	
●		●		●	●			●	●	●	●			●		●
					●		●					●				
									●				●			
		●		●	●						●					

	●	●	●	●	●		●	●	●	●	●	●	●			
●	●	●	●	●					●	●				●		●
●					●											
				●				●		●						●
																●
														●		
							●									
	●					●										
				●												●
																●
									●							
									●							
									●							

表3　免疫チェックポイント阻害剤の
適応疾患（2022 年 5 月時点）

	製品名	（一般名）	呼吸器系				
			非小細胞肺がん			小細胞肺がん	悪性胸腹中皮腫
抗 PD-1 抗体	オプジーボ	（ニボルマブ）	●				●
	キイトルーダ	（ペンブロリズマブ）	●				
抗 PD-L1 抗体	バベンチオ	（アベルマブ）					
	テセントリク	（アテゾリズマブ）	●		●	●	
	イミフィンジ	（デュルバルマブ）		●		●	
抗 CTLA-4 抗体	ヤーボイ	（イブリンバフ）	●				●

適応される病態

進展型				●	
切除不能	●	●			●
進行・再発	●	●			●
転移性					
がん化学治療後に増悪					
標準治療困難					
難治性					
化学療法後の維持療法					
根治的化学放射線療法後の維持療法		●			
術後補助療法			●		
MSI-High					
TMB-High					
PDL-L1 陽性			●		
ホルモン受容体陰性					
HER2 陰性					

変しました。２０２２年5月時点でこの薬剤がどの疾患の適応であるかを、少し細かい表になりますが、表３で示してみましょう。

ご覧のとおり、適応疾患やその疾患の状態など非常に複雑で、その上に更なる新薬開発、適応疾患の拡大も年々進んでいます。免疫チェックポイント阻害剤の治療があなたの病気に適応になるか否かは主治医に聞いてみるのが一番です。

ここで大切なことは、免疫チェックポイント阻害剤で治療すればがんが治癒するという訳ではないことです。この薬剤はTリンパ球を活性化するために、がん細胞のみでなく正常組織も攻撃する可能性があり、今までの抗がん剤では認められないような副作用が生じることがあります。例えば、大腸、肺、脳など体のあらゆるところに炎症の起こる可能性があり、これらの副作用は時には命にかかわります。

40歳台の若い大腸がん患者さんのお話です。術後の肺・リンパ節転移で抗がん剤治療を受けていた方でした。ある時、体のだるさのため救急車で搬送されてきました。強い倦怠感の原因が思い当たりません。大腸がんの保険適用ではない免疫チェックポイント阻害剤治療（ニボルマブとイピリムマブ）を東京の某美容整形クリニックで受けていたと、その時初めて知りました。倦怠感の原因はその治療の副作用である副腎機能不全でした。患者さん曰く、外国からの患者さんも多く安全な治療だと思った、強い倦怠感が出てきたので某クリニックに問い合わせたところ「通常の1／20の投与量だから副作用が出るはずはない」と説明されたとのこと。ちなみに支払ったのは200万円でした。美容整形クリニックで抗がん剤治療を受けることに不安はなかったのでしょうか。美容外科医はがん治療の経験はほとんどないと思います。私には、まるで果物屋で魚を三枚におろしてもらうほど場違いなことに思えます。

保険適用ではない免疫治療は危ない

未だに保険外診療で、「がんワクチン」や「Tリンパ球輸注療法」を希望する患者さんがいます。効果も安全性も証明されておらず、治療費は患者さんが全額支払うことになります。その治療による副作用に対する治療も公的医療保険の対象にはなりません。保険医療機関では保険診療と保険外診療の混合診療は基本的に認められませんから、保険外診療を希望であれば標準抗がん剤治療は受けられないことになります。治療方針の決定にあたっては、患者さんとご家族には十分慎重になってほしいと思っています。

【腫瘍内科医のつぶやき】――「ノーベル賞のくすりで治して」――

本庶佑先生は、免疫チェックポイント阻害因子の発見とがん治療への応用で2018年ノーベル生理学・医学賞を受賞しました。「ノーベル賞のくすりで治してください」という表現をする患者さんもいます。

免疫チェックポイント阻害剤で、まるで良い波に乗ったサーファーのように調子よく長く過ごすことができる患者さんもいる一方で、この治療をしたばかりにがんの進行が急激に早まったり、重篤な副作用が出てしまう患者さんもいます。この治療薬の効果が表れやすい患者さんであることを示す「効果予測マーカー」や重篤な副作用が出現する可能性を示す「副作用出現予測マーカー」などの開発が今後の課題として残されています。

6　漢方薬やビタミン剤はがんに効きませんか？

患者さんの半数近くが「補完代替療法」を利用している

患者さんやご家族はこのような質問をよくします。一般的には「補完代替療法」と総称される治療です。補完医療とは、現在一般的に行われている西洋医学を補う医療、また代替医療とは、現代西洋医学に取って代わる医療です。この二つの医療は、別々に異なるものもありますが、多くは分けることが困難な場合が多く、両者をまとめて「補完代替療法」といいます。それには、瞑想やヨガなど精神・身体的なものから、ハーブやビタミン剤など内服するものまで様々な治療法が含まれます。私の患者さんで、この手の治療を受けていいですか、または受けていますと言われたものを図4でまとめてみました。

これ以外にも数えきれないほどの、補完代替療法があると思います。補完代替療法については、米国では日本よりずっと前から研究を行っており、いろいろなデータも蓄積されています。米国で代替治療研究の中心となっている米国国立補完代替医療センターでは〝補完代

図４　補完代替療法

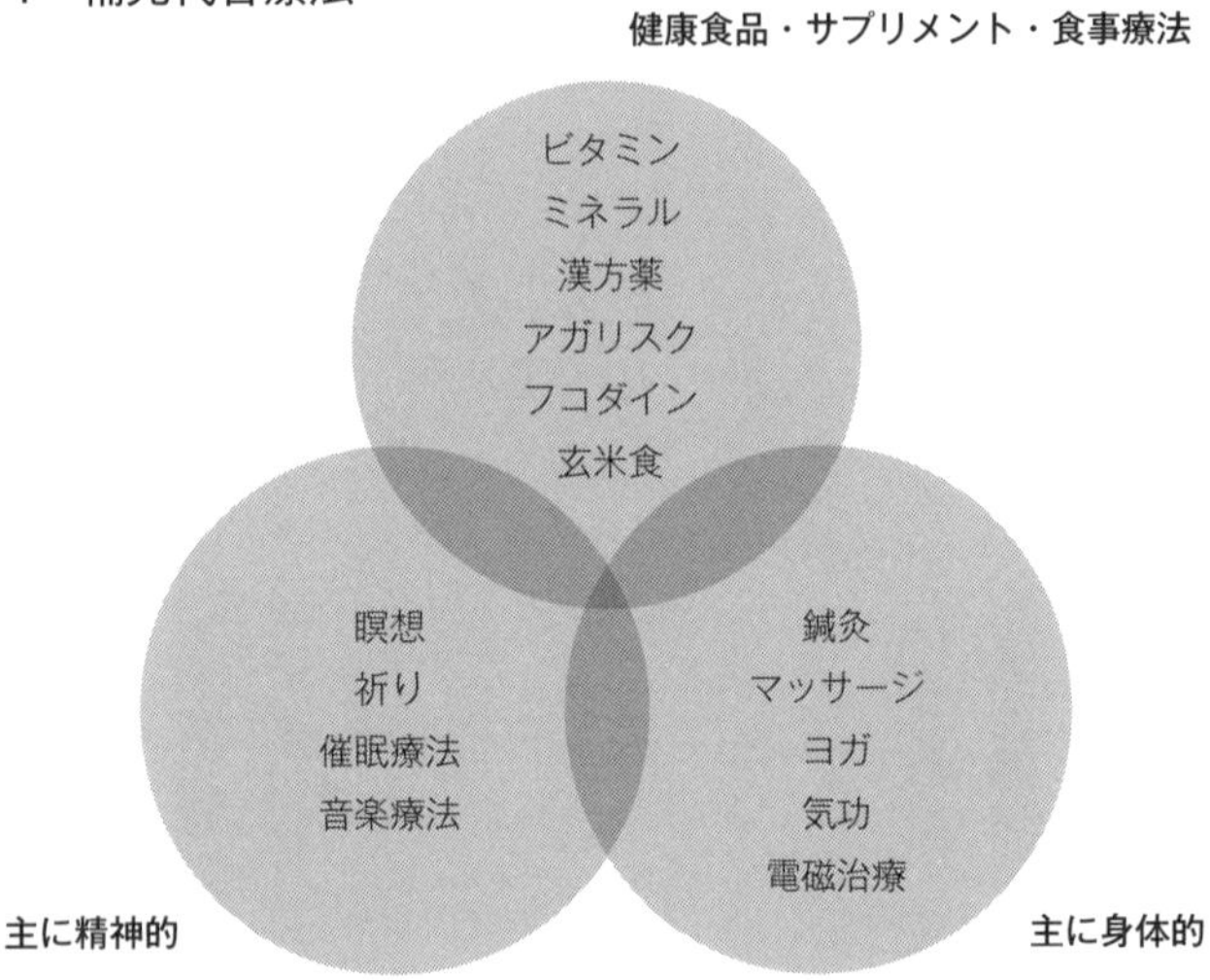

替医療はがんを予防したり、治癒することは証明されていない、がんの症状や治療の副作用を和らげる助けになるかもしれない、ある補完代替療法は一般的抗がん剤治療の効果を弱めてしまう可能性がある〟としています（12）。

　これらの治療は非常に高額なものが多いと思います。日本における補完代替療法の利用実態に関する研究（13）では、がん患者さんの45％が一種類以上の補完代替療法を利用し、その利用にあたって、平均して月に5万7００円を出費しているとの報告があります。

〝藁にもすがる思い〟の補完代替療法

患者さんとご家族は〝藁にもすがる思いで〟補完代替療法に頼ろうします。ある患者さんのご主人が音響免疫チェアなるものを購入して病室に持ってきたことがありました。一日3時間座っていればがんが治る」と言われたと。その時にモーツァルトの曲を聞くと効果倍増との説明。ずいぶん前に胎教にモーツァルトが良いとブームになったことを思い出しました。患者さんの夫が内緒で言うには「定価は３００万円だけれど、値切って１５０万円で購入した。そのことは妻には秘密」と。結局、椅子が硬すぎて患者さんは30分も座っていることができず、まもなく亡くなりました。

「玉川温泉はがんに効果ありませんか?」と尋ねる患者さんは結構います。〝温泉でがんが治るなら腫瘍内科医は必要なくなりますね〟とお答えします。患者さん自身、温泉にがんを治す効果などないことは承知しているけれど、何かにすがりたいのだと思います。

対処に苦慮するのが宗教に関係する場合です。自分もがんで入院しているにもかかわらず、信じている宗教を同室者に勧めるのです。「一緒に教本を読みましょう」から始まって、「これを買えばがんが良くなります」と進んでいきます。日本には宗教の自由がありますが、入院中の布教はご遠慮いただいています。

溺れそうになって藁にすがってみても、やはり溺れる結果になります。溺れそうになっても、一旦冷静になって主治医に相談してみてください。

【腫瘍内科医のつぶやき】――次々と補完代替療法を選択した人――

ロシア語の同時通訳者米原万里さんが、エッセイ『打ちのめされるようなすごい本』（14）のなかで、20冊以上の本を読み、また何度もセカンドオピニオンを聞いて、手術・抗がん剤・放射線治療ではなく、補完代替療法を選択したと語っています。卵巣嚢腫の診断で腹腔鏡下手術を受けるも、卵巣がんと判明。抗がん剤治療を否定する立場の医師のセカンドオピニオンを聞き、補完代替療法を選択。その時の医師の印象は「患者を思う底なしの優しさを垣間見た」。1年4カ月後に左鼠径部リンパ節への転移が分かった時点で再度その医師のセカンドオピニオンを聞きました。その時の医師の説明は、「すでに転移しているので最大限で切っても転移していく悪循環、抗がん剤はほとんど効かない、痛みが出てきたら放射線で小さくするという手段くらい」。彼女の表現によれば「身も蓋もない救いのない意見」。その後も「犯罪的高額に腸がにえくりかえりながらも、拒み切れない自分が情けない」と表現しつつ補完代替療法に頼りました。卵巣がんと診断されてから亡くなるまで、３年弱の経過で享年56歳。

7　「がん遺伝子パネル検査」で治療できないですか？

「パネル検査」は〝検査〟であって〝治療〟ではない

「がん遺伝子パネル検査」が２０１９年６月に保険適用になりました。適用条件は、①標準治療がない固形がん患者、②局所進行もしくは転移があり、標準治療が終了した（終了見込みを含む）固形がん患者で、もちろん次の新たな薬物療法を希望する場合です。また、全身状態などの条件もあります。

「検査」と「治療」の違いを理解していない方がいます。まず、「がん遺伝子パネル検査」の説明が必要です。「がん遺伝子プロファイリング検査」とも言いますが、1回の検査でがんに関連する多数の遺伝子を同時に調べる検査です。がんは遺伝子の異常により起こる病気です。

その遺伝子の異常は同じがんであっても、患者さんによって異なります。個々人の遺伝子異常に合わせたがん治療（パーソナライズド・メディスンやプレシジョン・メディスンと呼びます）ができたらいいですね。そのために行うのが、「がん遺伝子パネル検査」で日本では主に三つの方法があります。

がん遺伝子パネル検査の種類

比較的新しい手術組織（たいてい3年以内）か、がんが多く含まれている生検組織があれば「FoundationOne® CDx がんゲノムプロファイル」（３２４遺伝子）、または「OncoGuide™ NCC オンコパネルシステム」（１１４遺伝子）でがん細胞の遺伝子検査をします。がん組織が古くて遺伝子が劣化しているか、そもそも十分な量のがん細胞がなければ、可能な限り生検（病変の一部を採って、顕微鏡で詳しく調べる検査で生検組織診断とも呼びます）して上記の検査を行います。どうしてもがん組織を取ることが難しい場合には、血液に紛れ込んだがん細胞の遺伝子を調べるために、患者さんの血液で「FoundationOne® Liquid CDx がんゲノムプロファイル」（３２４遺伝子）という検査を行います。

がん遺伝子パネル検査で分かること

日本の報告では「遺伝子パネル検査」で、なんらかの治療に結びついた割合は2019年時点で10・9％（15）です。けれど、この検査で見つかった治療を受けた結果、6カ月以上にわたり少なくとも病気の進行が抑えられたのは4％との報告（16）もあります。「がん遺伝子パネル検査」は魔法の検査でもなければ、もちろん魔法の治療法でもありません。現時点では、この検査で新しい治療法が見つかる可能性は低いけれど、将来的に画期的な治療法に結びつくかもしれないと考えた方がよいと思います。

宮城県立がんセンター腫瘍内科の「がん遺伝子パネル検査」

当科の「がん遺伝子パネル検査」の現状を説明します。2019年10月から検査を開始し、2022年6月までに22名の患者さんにこの検査を行いました。大腸がんが15名と最も多く、その他は胃がん、小腸がんなど様々な悪性腫瘍でした。組織を提出したのは17名、血液を提出したのは6名。検体を提出して結果が出るまでの期間は平均で32日、新しい治療提案ができたのは5名（23％）、そのうち実際に治療に結びついたのは2名（9％）です。一人の患者さんは5カ月間新しい治療を行いましたが、脳転移が見つかり中止。もう一人はこれから治療開始の予定です。

がん遺伝子パネル検査の流れ

最後に患者さんが「がん遺伝子パネル検査」を希望してから、検査結果を聞くまでの流れを図５に示しておきます。いろいろと煩雑です。試しに、「がん遺伝子パネル検査受けたいんですが」と主治医に聞いてみてはいかがですか。

図５　がん遺伝子パネル検査の手順

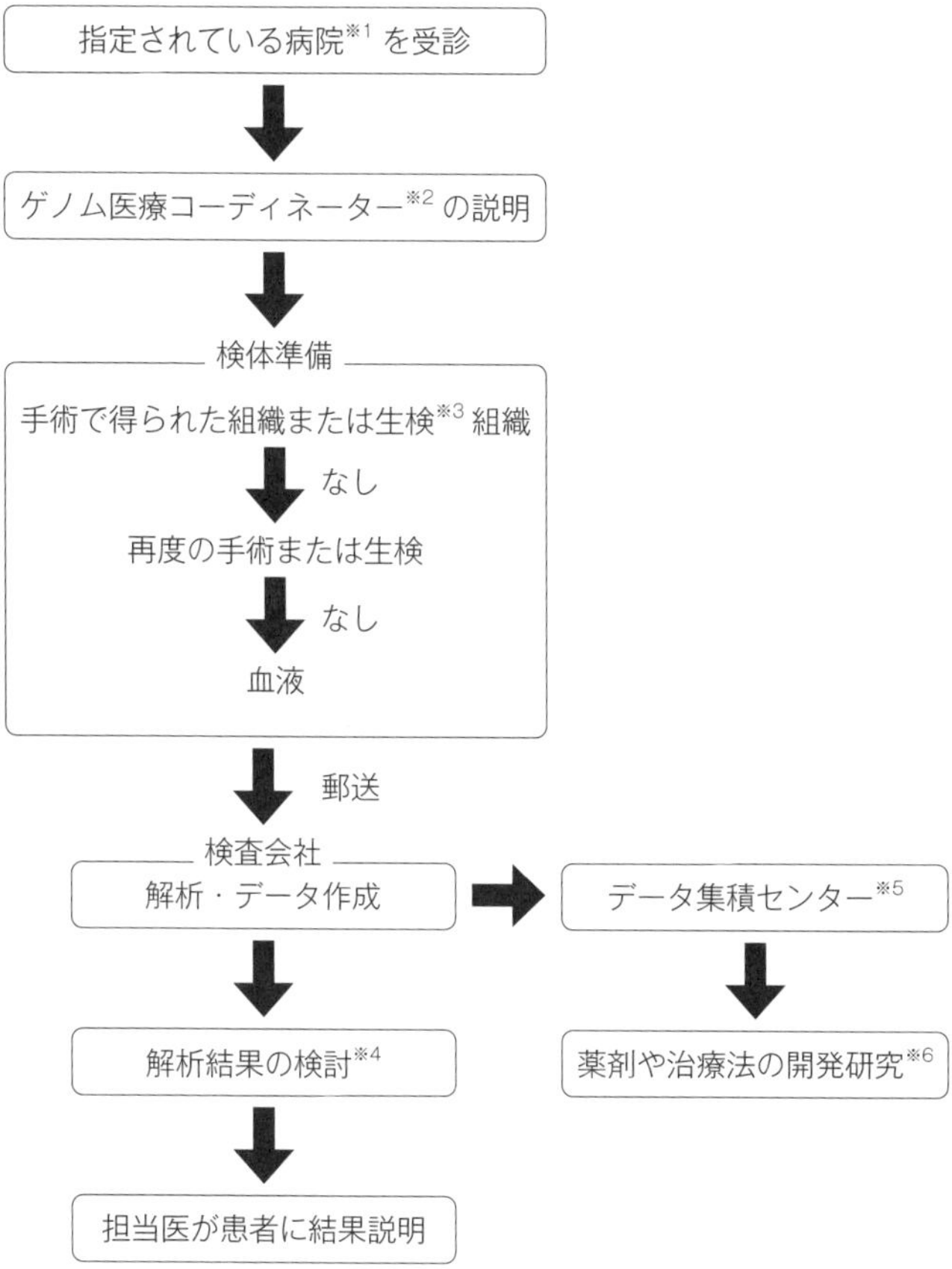

※１：厚生労働省からがんゲノム医療の指定を受けた病院
※２：専門に遺伝子パネルの説明を担当する職種
※３：病変の一部を採って顕微鏡で調べる検査
※４：エキスパートパネル（がん遺伝子専門家や専門家の検討委員会）
※５：国立研究開発法人 国立がん研究センター・がんゲノム情報管理センター（C-CAT）
※６：研究機関や製薬会社

【腫瘍内科医のつぶやき】——二重らせん発見の意味——

遺伝の基本物質であるＤＮＡの構造が二重らせんであることを突き止めたのは若い二人の分子生物学者、アメリカ人のジェームズ・ワトソン（25歳）とイギリス人のフランシス・クリック（36歳）、１９５３年のことです（17）。二人が二重らせん構造を解明した論文を『ネイチャー』誌に書いた時、すでに彼らはこの解明が遺伝子の複製について持っている意味を分かっていることを付記しています。１９９０年から２００３年の間で世界各国の協力によりヒトの約30億塩基対の遺伝子情報が解読されました。そして現在、一人ひとりのがんの遺伝子情報も調べることができます。これらの情報をもとに新たながん治療の研究は着実に進んでいます。

8　セカンドオピニオンを聞いてみてもいいですか？

セカンドオピニオンの意義

セカンドオピニオンとは、よりよい決定をするために現在治療を担当している医師以外の医師から聴取する意見で、医療の分野では、一人の医師の意見だけで決めてしまわずに、別の医師の意見も聞いて患者さんが治療法などを決めることを指すとされています。

実際に患者さんがセカンドオピニオンを求める具体的な理由は次のようなものでしょう。

●現在受けている治療・治療方針は本当に正しいか、もっと良い治療法があるのではないか

●今の主治医からもう治療法はないと言われているが、本当にもう治療法は残っていないのか

●抗がん剤ではない治療を試したい（例えば、陽子線治療、免疫治療など）

●今の主治医・病院との関係があまり良くない（〝できれば主治医・病院を変えたい〟という意図が隠れていることがありますが、これは真のセカンドオピニオンではありません）

宮城県立がんセンター腫瘍内科のセカンドオピニオン

私のところへは、約3年間で38人の患者さんがセカンドオピニオンを求めていらっしゃいました。最終的に現在の治療の継続または予定されている治療の開始を勧めたのは34%、治療継続するか緩和治療に移行かの微妙な患者さんが24%、緩和治療を勧めたのは34%でした。その他は、遺伝子パネル検査（質問7）、組織検査による確定診断、陽子線治療（質問4）を勧めました。

現在、各々の悪性腫瘍に対して治療ガイドラインがあり、医師はそれをできるだけ遵守して治療を進めます。私の経験では、セカンドオピニオン希望で来院した患者さんで、治療ガイドラインから全く外れた抗がん剤治療を受けていたり、これから受ける予定であるという方にお会いしたことはありません。

ファーストオピニオンとセカンドオピニオンの一致率

ある研究では「がん患者さんのセカンドオピニオン希望は1〜88%、またファーストオピニオンとセカンドオピニオン不一致率は2〜51%と研究結果にかなりばらつきがあり、またセカンドオピニオンを聞いたことがその後の経過に与えた影響についての研究はほとんど見当たらないとの報告（18）もあります。私のセカンドオピニオンは、ほとんどの場合、新しい有効的な治療方法を提示することではなく、「あなたの主治医は正しい治療をしています」とお話しすることで患者さんとご家族に安心していただくことを目指しています。

もし私の患者さんがセカンドオピニオン希望であれば、診療情報提供書を作成し、今までのCTなどの画像を速やかにお渡しします。また、患者さんが私の説明した治療に疑問を持たれる場合には、積極的に患者さんにセカンドオピニオンを聞くことをお勧めします。医師と患者さんに信頼関係がなければ、抗がん剤治療という長い道のりを一緒に歩いていくことはできません。

セカンドオピニオンは「診療」ではなく「相談」

セカンドオピニオンは、「診療」ではなく「相談」という立場なので、健康保険給付の対象とはならず、全額自己負担です。長くとも60分までが一般的で、その料金も病院によって1万から5万円近くと幅があります。一般的には、医師の専門分野の疾患患者さんに関してセカンドオピニオン担当となると思われます。

私の腫瘍内科医としての経験で困ることは、かなり偏った治療法、例えば保険適用外の食事療法や免疫治療でがんが治ると宣伝している医療機関や、がん治療は受けない方がよいと公言しているクリニックでのセカンドオピニオンを患者さんが希望する場合です。セカンドオピニオンを聞いた医療機関で治療を受けることを希望した患者さんもいました。

セカンドオピニオンを受ける時の留意点

最後に、一般的なセカンドオピニオンを受ける手順と留意点を表4にお示しします。

表４　セカンドオピニオンを受ける手順と留意点

確認項目	具体的な留意点
病気の理解	・限られたセカンドオピニオン時間を有効に使うために必要 ・病気の理解をした上で現在の方針とセカンドオピニオンとの比較が必要
なぜセカンドオピニオンを聞きたいのか	・セカンドオピニオンに求めるものを整理することで話を聞く医師を絞り込める ・聞きたい点を書き出しておくと忘れずに聞ける
具体的にどの医師から聞きたいのか	・治療ガイドラインがある疾患の場合は、主治医の方針とセカンドオピニオンが同様となる可能性が高い ・保険外治療を宣伝している医師のセカンドオピニオンを聞くことは勧められない
主治医にセカンドオピニオンの希望を伝えたか	・どの医師のセカンドオピニオンを聞いたらいいか分からない場合に担当医に相談できる ・臨床経過、画像を含む検査結果からなる紹介状を作成してもらえる
セカンドオピニオンのために医療機関を予約したか	・実際にセカンドオピニオンを聞くまでに時間がかかると治療開始が遅れる可能性がある
セカンドオピニオンを聞いた後主治医と話し合ったか	・セカンドオピニオンを踏まえることで患者の満足のいく治療方針が得られる

【腫瘍内科医のつぶやき】――セカンドオピニオンはホメラレモセズ――

セカンドオピニオンでは、ほとんど「ほめられる」ことはありません。

宮沢賢治の「雨ニモマケズ」のなかに

「南ニ死ニサウナ人アレバ　行ッテコハガラナクテモイヽトイヒ」

という一節があります。

さらに、最後はこうむすばれています。

「ホメラレモセズ　クニモサレズ　サウイフモノニ　ワタシハナリタイ」

わたしのセカンドオピニオンは、そのようなものでありたいと願っています。

9　先生がいいと思う治療をしてくれませんか？

治療方針の決定で大切なこと

私が医師になった頃に比べて、がんの治療方針を話し合う場面で、患者さんから「どうしたらよいか分かりません。先生のいいようにしてください」という言葉を聞くことは非常に少なくなったように思います。

医師の職業倫理について書かれた宣誓文「ヒポクラテスの誓い」は現在に至るまで世界中の西洋医学教育において語りつがれているものです。このなかには、「治療を施すに当たっては能力と判断の及ぶ限り患者の利益を考える」とあります。また、「医術は師弟誓約書の誓いを立てた門下生のみに限り、それら以外の誰にも伝授しない」、つまり医術は限られたもののみの特権と書かれています。ここに医師を頂点としたパターナリズム（家父長主義）の原点があるのだと思います。しかし、現代は多種多様な医療スタッフが、各々の高い専門性を前提に目的と情報を共有し、業務を分担しつつも互いに連携・補完し合い、患者さんの状況に的確に対応した医療を提供する、チーム医療が求められています。もちろん患者さんと家

表５　患者さんに理解し考えていただきたい項目

1. 現在の病気の状態 進行度
2. 治療の目標と今後の経過の概略
3. 具体的な抗がん剤治療の効果と副作用
4. できるだけ生活の質を保つことの大切さ
5. 補完代替療法の意義
6. 化学療法をしないという選択肢
7. 治療方針の決定は患者の希望が最優先であること
8. 限られた時間をどの様に過ごすか
9. 最後の時をどこで迎えるか

族もそのチームに参加することが大切です。この場合、医師のパターナリズムは不要なばかりか、かえって有害になります。

医療情報をだれでも容易に入手できることは患者さん自らが受けたい治療を選択することを可能にしています。問題は、得られた医療情報の真偽や軽重を患者さんがきちんと評価できるとは限らないことだと思います。実際、患者さんが自分の病気を正しく理解して、治療方針を決定できているのか不安に感じることが少なくありません。治療方針決定のため患者さんに理解してもらう必要のある項目を表5にしてみます。

これらの項目は、治癒を目的としない抗

がん剤治療を開始する前に患者さんに考えていただき、それを踏まえて医療者が今後の治療方針を決定するものです。もし今、あなたが抗がん剤治療の選択を求められているか、もしあなたの大切な人がそうであるならば、これらの項目を一つ一つ考えてみてください。もし、どうしたらよいか分からなければ主治医にその旨を伝えてください。医師、看護師、薬剤師、心理療法士などがいろいろな立場から説明し、理解できるようにお手伝いします。

患者さんへのアンケート

初めて当科に紹介された患者さんには、まず、あるアンケートに答えてもらい、私は診察前に目を通します。栄養状態評価のためのＧ８（Geriatric 8）（19）と基本的生活動作の評価のためのBarthel Index（20）です。この時、実際に誰がこのアンケートに記入したかも見ておきます。患者さんが答えた場合は、病気の悪いことを認めたくないという気持ちから実際より良い評価にする場合も、逆にすぐに入院を希望するため実際より悪く評価する場合もあります。家族が答えている場合、あまり良好な関係でない場合やあまり親密でない場合は、回答自体が正確ではない可能性もあります。

初めて患者さんとご家族が外来診察室に入ってくるその様子で、今までの患者さんの生きてきた道や家族との関係が垣間見えることがあります。診察室のドアを開けて、患者さんがどのような様子で入ってくるのか？　痛みは？　落ちこんでいないか？　車いすを使っているなら日常生活に支障のある状態なのか？

アンケート結果や、患者さん・ご家族の希望を総合して今後の治療方針を決定します。1回の診察では決まらず、2回目の診察が必要な場合もあります。この時、私が強調するのは、これからの時間をどこでどのように過ごしたいかということです。

大切な時間にかかわる治療を人任せにしていいですか？

ある報告は、患者さんの2割程度は自分の病気について理解して治療法に関して自分の意思をはっきり示せる、また半分程度の患者さんは医療者と話し合いながら治療法を決定できる、しかし残りの患者さんは治療方針の決定には消極的でだれかに決めてもらいたいと思っているとの結果を示しています（21）。私の実感も同じです。けれど、自分に残された大切な時間や生活の質に大きく影響する抗がん剤治療の決定を人任せにしていいのでしょうか。

〝化学療法をしない〟という選択をした、膵臓がんの患者さんがいました。1カ月に1回の外来受診時には、体調や日々の生活について患者さんからお聞きするのが私の仕事でした。1

年近くは体調が安定していましたから、故郷でお墓参りをしたこと、息子さんに連れて行ってもらった紅葉狩りで食べた焼きそばの美味しかったことなどを楽しそうに話してくれました。こんな時間の使い方もあるのだと教えられました。

【腫瘍内科医のつぶやき】――「わが手当てせしもの、神癒し給う」――

山本周五郎の小説『赤ひげ診療譚』(22)の主人公 新出去定が、こんなことを言っています。「医療に人を救う力などない。患者に治る力があると治るし、そうでなければ死ぬのだ。医療はそれをほんの少し手伝うだけ」

この表現は、医師の役割について謙虚に考える「ときに癒し、しばしば和らげ、つねに慰む」、さらには「わが包帯せしもの（手当てせしもの）、神癒し給う」という、古くからの西欧の医師たちの言に起源があります。

〝先生のいいようにしてください〟も困るのですが、〝なんとか抗がん剤で治してください〟も同じくらいに困ります。

第3章

患者さんの疑問に答える

抗がん剤治療

10　抗がん剤治療は入院で受けられないですか？

入院することの本当の意味

体調不良、遠方在住で定期的病院受診が難しい、高齢、独居などの理由で、入院で抗がん剤治療を受けることを希望する患者さんはまれではありません。「抗がん剤治療は外来で行うことが基本です」と簡単に答えますが、この理由を説明する必要があります。

日本では１９５８年に国民皆保険制度が発足し、日本国民は平等に医療を受けられるようになりました。素晴らしい制度ではありますが、今や２人に１人ががんになる時代、限りある入院病床にすべてのがん患者さんをずっと入院させることはできません。昨今の高齢化を受けて、がん患者さんも高齢化しており、独居の方も多くいらっしゃいます。入院の理由を高齢や独居でよしとすると、がんセンターはさしずめ高齢がん患者さんの長期療養施設になってしまいます。また、通院が困難なほど体調が悪い場合には、そもそも抗がん剤治療の適応の可否を検討することや緩和治療（質問18）で体調の改善を図ることを優先したほうがいいのかもしれません。

遠方在住、高齢、独居患者さんへの対応

現在、日本中どこにいても標準抗がん剤治療は受けられます。各々の疾患に対して、関連学会や研究会から診療ガイドラインが出されており、医療者はだれでもそれらの情報を得ることができるからです。宮城県立がんセンター腫瘍内科でなければできない治療はありません。遠方在住の患者さんには、自宅から通院が容易な病院を紹介します。

高齢の患者さんの場合、抗がん剤の副作用で体調が悪化すると、それが原因となり認知症が進んだり、転倒して骨折に至る場合があります。抗がん剤治療を希望する場合でも、標準治療ではないけれど副作用の程度が軽度と考えられる治療を勧めることが多いと思います。

独居の患者さんの場合、抗がん剤治療の副作用で日常の身の回りのこと、例えば買い物・食事の準備・洗濯などができない場合のサポート方法を考えておく必要があります。近所に家族や親身になってくれる知人がいれば心強いですが、そうでない場合は担当部署（宮城県立がんセンターでは地域連携室）に連絡し、介護認定から居宅サービスの手配をお願いすることになります。

抗がん剤治療は外来で行うもの

我が国の医療費がふくらんだことによる経済的ひっぱくを受け、がん患者さんの外来治療誘導を意図して２００２年より診療報酬制度に「外来化学療法加算」が導入されました。２０２０年度の診療報酬改定では、外来化学療法加算が見直され、外来化学療法を受けている患者さんに対して、「薬剤師が抗がん剤治療説明を行うこと」「管理栄養士が栄養指導を行うこと」に保険点数が付きました。今後もますます抗がん剤治療は外来で行うという傾向は強くなっていくと思われます。

こんな説明をすると、患者さんの体調をないがしろにして、医療経済面を優先しているように感じられるかもしれません。けれど、抗がん剤治療のために入院することは患者さんにとって本当に良いことだけでしょうか。

入院すると自由が失われる

入院すると、起床も消灯も食事もすべて規制されるので、患者さんの自由度は非常に限られます。ほとんどの時を「テレビを見る」「本や雑誌を読む」「寝ている」など、ベッド上で過ごします。家で普通にできること、例えば家族と会話をしながら食事すること、散歩することなども病院ではできません。その人らしさが失われて、みんなが同じ〝患者さん〟になってしまうのは残念ではないですか？

試しに私の入院患者さんの一般的な一日の過ごし方を図6に示してみます。看護師や医師が病室を訪れる時には患者さんにはベッドにいてもらわないといけませんから、結局患者さんは一日のほとんどをベッド上で過ごさざるを得ないのです。遠出は1階の売店に新聞や飲み物を買いに行くか、検査を受けるためくらいです。

図6　ある患者さんの1日

午前　6時　起床

看護師　回診（血圧・体温測定）

7時　朝食

9時

医師　朝回診

午後　0時　昼食

2時

看護師　回診（血圧・体温測定）

4時

医師　夕回診

6時　夕食

7時

看護師　回診（血圧・体温測定）

9時　消灯

午前　0時

看護師　巡視

3時　看護師　巡視

6時　起床

その他の予定

- 種々の検査
- 抗がん剤治療
- 体重測定（1回／週）
- 入浴（2回／週）

【腫瘍内科医のつぶやき】――入院や外来受診のない日々――

入院することにより「自由」が奪われるのは刑務所とか収容所に入るのと似ている、というのはある意味で正しいでしょう。精神科医ヴィクトール・E・フランクルがナチス・ドイツによって強制収容所に収容された体験をつづった『夜と霧』のなかで、「アウシュビッツでも、さまざまな場面で、魂をひっこめ、なんとか無事にやり過ごそうとする傍観と受身の気分が支配していたのだ」と語っています（23）。

これに比べて入院や外来受診のない日々は、スケジュールが外側から決められることのない、主体的で幅の広い選択肢を自分自身が持っているという意味で「自由」であるといえます。

11　抗がん剤治療がつらかったら止めてもいいですか?

抗がん剤の副作用とはどのようなものですか?

抗がん剤治療にはいろいろな種類の、程度も様々な、副作用があります。どのように評価しているのかをまず説明しましょう。副作用を有害事象共通用語基準（通称CTCAE）（24）に当てはめ、その程度をグレード0から5に分類しているのです。これはそもそも、がん治療の臨床試験で毒性評価をするために作られたものです。その基準の抜粋を表6に示してみましょう。

例えば、患者さんが「食欲はないけれど、なんとか食べています」と言えば食欲不振はグレード1、「ここ数日何も食べられないし、水分も取れない」と言えばグレード3になります。

患者さんの中には、「今日の血液検査では好中球／血小板が少ないから抗がん剤治療を少し延期しましょう」と主治医から言われたことがある人がいるかもしれません。各々の抗がん剤治療により、好中球／血小板数がどの程度のグレードまで低下したら休薬して、どの程度

表6　有害事象共通用語基準

副作用のグレード	大まかな評価	好中球数（/mm^3）	血小板数（/mm^3）
0	なし	正常範囲	正常範囲
1	ごく軽度で治療を要さず	> 正常最低値~1.500	> 正常最低値~75.000
2	中等度で治療を要す	1.500~1.000	75.000~50.00
3	重症で治療を要す	1.000~500	50.000~25.000
4	生命を脅かす	<500	<25.000
5	死亡	死亡	死亡

副作用のグレード	皮疹	食欲不振
0	なし	なし
1	治療を要さない	摂食習慣に影響のない食欲低下
2	治療を要する	著明な体重減少や栄養失調を伴わない摂食量の変化：経口栄養剤による補充を要する
3	疼痛/潰瘍/落屑を伴う外観を損なう	著明な体重減少や栄養失調を伴う：静脈内輸液/経管栄養/中心静脈栄養を要する
4	(−)	生命を脅かす
5	死亡	死亡

Common Terminology Criteria for Adverse Events（CTCAE v5.0）日本語訳 JCOG 版参考

まで回復したら治療再開するか、また抗がん剤の減量が必要かというおおまかな基準があります。

副作用が皮疹のような皮膚のトラブルの場合は、多くはグレード3で抗がん剤治療を中止することが多いのですが、患者さんの疾患の進行度を考えて、薬の減量で治療を継続する場合もあります。また、皮疹がとても気になると思われる患者さんであれば、皮疹の原因となっている薬剤だけ抜いて治療を続ける場合もあります。

抗がん剤治療はいつでも止められます

患者さんから、抗がん剤治療を始める前によく聞かれることがあります。「抗がん剤治療を始めたら、もう止められないですか？」そんなことはありません。治療の目的は患者さんに長生きしてもらうことだけではありません。患者さんらしく生きるために抗がん剤治療はあるのです。

ある患者さんが思い浮かびます。60歳台の男性、直腸がん・肝転移の方です。診断がついた時にはかなり進行していて直腸がんの切除術は難しい状態でした。腸閉塞寸前のため、まずは直腸の細くなったところにステントという狭窄を広げる管を留置。その後、私が抗がん剤治療の説明をしました。患者さんからは、「近いうちに、コロナ感染で二度延期になっている娘の結婚式。それまで生きられたらそれでいい」との言葉。そこでまずは標準抗がん剤治療を開始。まもなく、抗がん剤の副作用で湿疹が顔も含めた全身に出現。患者さん曰く、「こんな顔じゃ娘と腕を組んでバージンロードを歩けない」そこで、皮疹の原因と思われる抗がん剤を抜いた治療（治療強度を下げた治療）に変更。なんとか皮疹は治まって、結婚式で花嫁の父の役割を立派に果たしたとのこと。さしあたりの目標であった結婚式を達成したので、私は患者さんに治療を続けるかどうか、お聞きしました。患者さんの希望で、その後も皮疹が出ない治療を続けることになりました。残念ながら、徐々に病気が進行。断られることを覚悟で、皮疹が出ることが避けられない薬剤の再開をお勧めしたところ、なんとあっさりと治療の変更に同意。あれまあ、どうしたのかと思い、聞いてみたところ、「孫が生まれることになった。会いたいからね」次は、孫が幼稚園に上がるのが見たいから治療を頑張るとおっしゃるのかも。抗がん剤治療はこんな風でよいのだと思います。

６年にわたる長期間の抗がん剤治療の間に一番上の子供が大学に入り、また五人目の子供にも恵まれた患者さんがいます。常に積極的に抗がん剤治療を望む方でしたが、薬剤の副作用で徐々に日常生活に支障が出てきたため、最終的には患者さんの希望で緩和治療のみとなりました。朝の回診で、「体調はどうですか？」と声をかけたところ、微笑みながら「大丈夫だーっ。よろしくねー」と答えてくれました。けれど、午後には意識が低下してそのまま旅立たれました。穏やかなお顔でした。抗がん剤治療がつらいと感じるのであれば、その治療を中止した方がいい場合もあります。担当医とよく話し合うことをお勧めします。

【腫瘍内科医のつぶやき】――『アリとキリギリス』――

アメリカのポジティブ心理学者バーバラ・フレドリクソンが「拡張―形成理論」を提唱しています。ポジティブな気持ちとネガティブな気持ちが3：1くらいの「黄金比」であると、いろんなことに積極的になり、うまくいくということです（25）。

また、「ポジティブ」と似たような言葉に「オプティミスティック」があります。イソップ物語の『アリとキリギリス』を思い出します。アリはポジティブ、キリギリスはオプティミスティックなのだと思います。アリは夏の間に冬に備えて食べ物を蓄えて、冬の間は安心して過ごします。キリギリスは夏の間は楽しく遊び、冬に備えてなんの準備もしなかったため、実際に冬になった時に困ります。患者さんの中には、「自分に限って病気は必ず治るはず」とか「進行がゆっくりだからあまり深刻に考えない方がいい」と思い込み、なんの準備もしないオプティミスティック派がいます。患者さんには、悲観的にならずに現在の状態を把握し、これからの時間をどのように使うかを実際的に考えるポジティブ派になってほしいと思っています。

12　体調が悪いと抗がん剤治療は受けられませんか？

「体調が悪い」とはどんなこと？

「体調が悪い」という表現はとてもあいまいです。そこで、医師は全身状態をPS（パフォーマンス・ステイタス：performance status）という言葉で表現します。実際には米国の腫瘍学の団体が決めた全身状態の指標であるECOG PS（the Eastern Cooperative Oncology Group Performance Status）（表7）（26）というのを用いるのが一般的です。

表7　ECOGのPerformance Status（PS）

Score	定義
0	全く問題なく活動できる。 発病前と同じ日常生活が制限なく行える。
1	肉体的に激しい活動は制限されるが、歩行可能で、軽作業や座っての作業は行うことができる。 例：軽い家事、事務作業
2	歩行可能で自分の身の回りのことはすべて可能だが作業はできない。日中の50％以上はベッド外で過ごす。
3	限られた自分の身の回りのことしかできない。日中の50％以上をベッドか椅子で過ごす。
4	全く動けない。 自分の身の回りのことは全くできない。完全にベッドか椅子で過ごす。

JCOG（https://jcog.jp/doctor/tool/ps/）より引用

標準治療を決定するための臨床治験の場合、PSが0～2の患者さんで行う場合がほとんどです。逆に言えば、PSが3、4の体調の悪い患者さんに標準治療を行っても、臨床試験結果と同様の結果は担保できないということです。また、抗がん剤には多くの副作用があるため、一般的には体調不良の患者さんにはあまり勧められません。もちろん、疾患によっては抗がん剤の効果が得られて、患者さんの体調が改善する場合もあり得ます。

大腸がん患者さんの治療方針を決める時の考え方

　大腸がん治療のガイドラインでは、大腸がん患者さんに対する一次治療の方針を決定する際のプロセスは、薬物療法の適応可否判断から始まります。「適応がある」（標準抗がん剤治療）、「問題がある」（弱い抗がん剤治療、例えば内服抗がん剤など）、「適応とならない」（症状緩和治療のみ）の3群に分類します。患者さんの体調、家族や医療環境などから総合的に判断しますが、これがなかなか難しく、各々の医師の臨床経験や考え方が判断に影響を与えます。患者さんとご家族には担当医とよく話し合うことをお勧めします。

治療方針決定に大切なことの例

　私の科を受診された患者さんの治療方針にどんなことが影響するのか、試しに表8を作ってみました。

　合計点が0から5で「標準治療」、6なら「標準ではない弱い治療」か「放射線治療」、7以上なら「症状緩和治療のみ」というのが大まかな結果でした。

　もちろん、患者さんの希望がなければ、抗がん剤治療は行いません。それでも家族が抗が

表8　一次治療の方針決定のための点数表

			点数
	ECOG PS	0/1/2/3/4	
1	患者の抗がん剤治療希望	0：強く希望 1：弱く希望 2：希望しない	
2	家族 知人の抗がん剤治療希望	0：強く希望 1：弱く希望 2：希望しない	
3	居住状態	0：全面的に責任を持ってサポートしてくれる家族・知人がいる 1：0と2の間 2：独居でサポートしてくれる家族・知人がいない	
4	居住場所	0：当センターから車で30分以内 1：0と2の間 2：当センターから車で60分以内	
5	経済的状態	0：経済的に安定 1：0と2の間 2：経済的に非常に不安	
6	年齢	0：~69歳 1：70~79歳 2：80歳~	
7	判断力	0：問題なし 1：やや問題あり 2：非常に問題あり	
		合計	

ん剤治療を希望し、それが患者さんの意向ではない場合は、意見が一致するように時間をかけて話し合います。患者さんに残された時間がかけがえのないものになるためにも、また亡くなったあとに家族が後悔の念を抱かないためにも、患者さんと家族の気持ちを一つにすることは大切だと思っています。

　家族や信頼できる知人がいないという患者さんもいます。しかし、よく聞いてみると、あまり連絡を取り合っていない兄弟や子供がいると分かる場合もあります。人間関係が希薄になっていることに寂しさを感じますが、連絡を取ってみると思いがけず協力を得られることもあり、「人間、捨てたもんじゃない」と嬉しくなることもまれにはあります。

　最近困ることが多いのは、患者さんの判断力の問題です。一つの例をお示しします。80歳過ぎの進行した胃がん患者さんで、標準抗がん剤治療を受けるのは難しい状態。患者さんはその事実を理解できません。なんとか治る治療があるはずと思い込み、家族に内緒で京都の大学病院を一人で紹介状もなく受診。当然のことながら、受診には至らず送り返されてきました。よく宮城から一人で行ったものだとびっくり。それでも、患者さんは「治る治療はあるはずだ」と診察室で繰り返していました。一緒に受診した同居のお嫁さんは、〝おじいちゃんが自宅で穏やかに過ごせるように私たち家族はできるだけのことをしたいのです〟と。認知症を発症する前はきっと家族思いの父親やおじいちゃんであったのだろうと想像されました。最終的には、近くの病院での緩和治療の方針となりました。もちろん、患者さん自身はあまり納得されませんでしたが。

【腫瘍内科医のつぶやき】――奇跡はまれにしか起こらない――

とても抗がん剤治療に耐えられないと思われる患者さんが「なんでもいいから抗がん剤治療を受けたい」と強く希望する場合、私はダニエル・カーネマンの「やぶれかぶれな選択」の話（10）を思い出します。「損失しか選べない状況ではリスク追及的になる」つまり、〝どうせだめでも、もしかしたら抗がん剤治療の効果が万に一つくらいはあるんじゃないか、奇跡が起こらないとも限らない〟。

それでも、奇跡はまず起こらないから奇跡なのです。

ちなみに、私の40年の医者人生でわずか数人ですが、抗がん剤が期待以上によく効いて治療終了後も再発せず、1年に1回程度の割で病院に顔を見せてくれる方はいます。

13　どんな時に入院するんですか？

何のために入院するのか

抗がん剤治療は原則的に外来で行うものです。では入院は何のために必要なのでしょうか。

私たちの腫瘍内科への入院は大まかに６つの場合があります。

1．皮下埋め込み式中心静脈カテーテルの留置

ＣＶポート（ＣＶは中心静脈（central venous）で心臓の近くの太い静脈のこと）とも言いますが、抗がん剤の静脈投与を安全に行うための器具で、上腕または鎖骨下に30分程度の小さな手術で埋め込みます。

2．患者さんの教育的入院

抗がん剤治療とその副作用、副作用の対処法を知ることで、その後の外来治療での自宅での過ごし方を考えてもらうための入院です。最近は初回治療から外来で行う場合もまれではありません。

3．長時間にわたる抗がん剤治療

例えば食道がん治療の中には24時間持続の点滴を5日間行うため、外来治療は難しいのです。

4．抗がん剤治療の副作用が高度

例えば全く食事が食べられない、下痢による高度の脱水などの場合で外来での対応では不十分な場合には、入院になります。その後の治療に関しては、抗がん剤の減量・抗がん剤の変更や治療中止などの再検討が必要です。

5．体調の改善のためになんらかの処置が必要な場合

対処法により全身状態が改善する場合があります。

対処法の例

1）腸管が狭窄した場合、狭窄部位の切除、その部位を迂回する手術（バイパス術）、ステント（メッシュ構造をした金属製の筒）を留置する。

2）胆管が狭窄し黄疸が出現した場合、胆道ステントを留置するか、腹壁から胆道に管を通して胆汁を体外に排出する。

3）尿管が狭窄した場合、尿管ステントを留置するか、腹壁から腎臓まで管を通して尿を体外に排出する。

6．抗がん剤治療から緩和治療に移行しており、体調の悪化で入院希望の場合

一回の入院期間はどんどん長くなってゆく

胃がんの患者さんの抗がん剤治療開始から永眠までの全生存期間における入院期間の積み重なりの軌跡を調べたことがあります。胃がん患者さんを全生存期間の短いグループ、中間のグループ、そして長期生存したグループに分けて検討した結果を図7に示します（27）。

全生存期間が長いグループで特徴的ですが、全生存期間の前半は細かくギザギザに入院期間が延びてます。これは短い入院が少しずつ積み重なっていることを示します。後半の線は斜め上に長く伸びています。これは1回の入院期間が長くなることを示しています。病気が進行して、体調が悪くなると、どうしても1回の入院期間が長くなっていきます。

患者さんは、「病気がよくなったらやりたいことがある」とよく言いますが、治癒を期待できない抗がん剤治療を受けている場合、治療によって体調が改善し、それが長く続く保証はないのです。「片付けておきたいことがあるならば、できるだけ早いうちに取り掛かったほうがよいのでは」と、私は患者さんにお話しします。

図７　全生存期間と入院期間の蓄積の関係

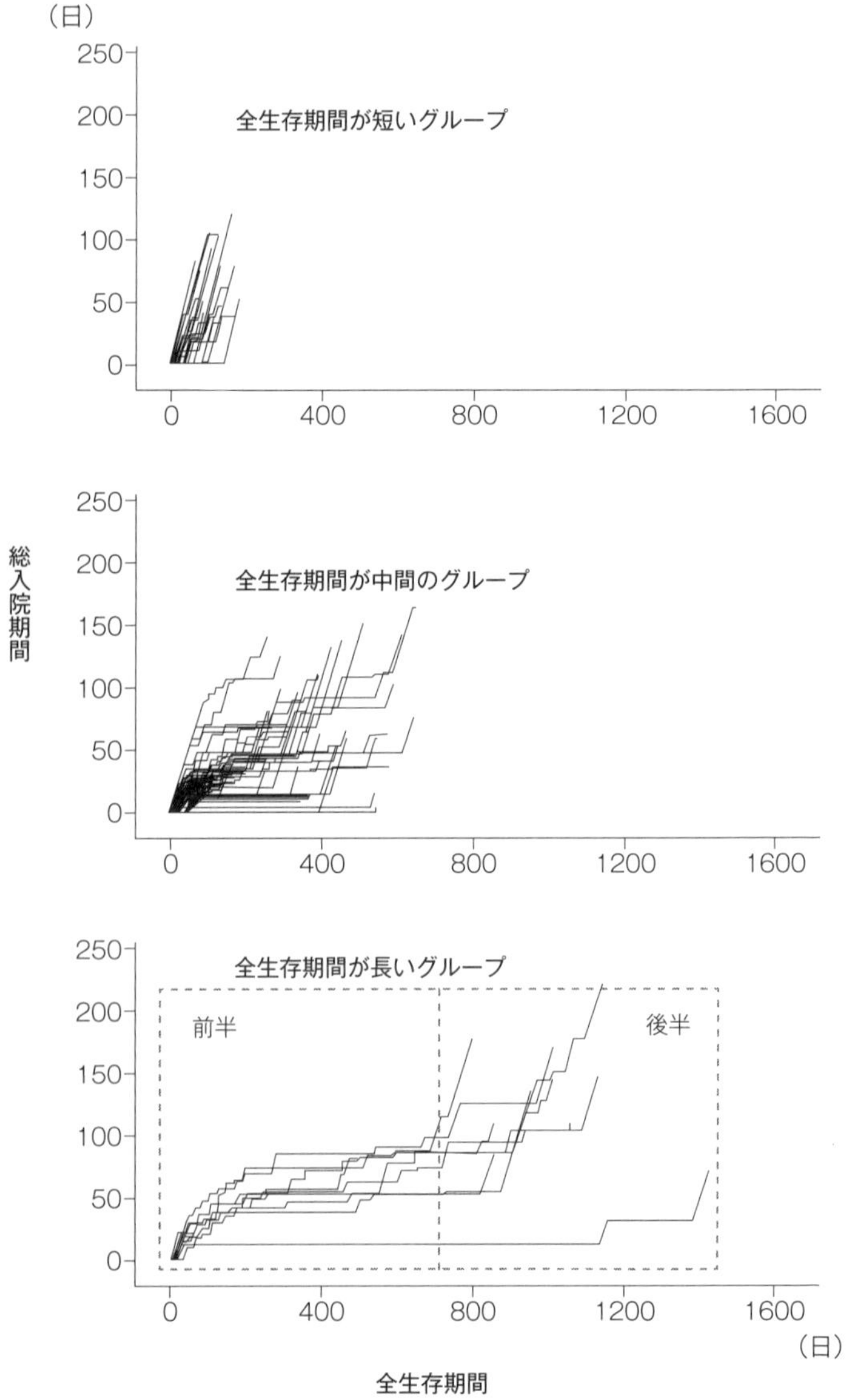

【腫瘍内科医のつぶやき】――いざ生きめやも――

堀辰雄の小説『風立ちぬ』（28）で主人公である作者が婚約者の綾子に〝風立ちぬ。いざ生きめやも〟とつぶやきます。二人とも結核のため療養所で過ごしているのです。この時代は結核もがんと同じように不治の病でした。実際、綾子は若くして、堀辰雄も48歳で結核のために亡くなっています。普通ではない生活にも、時には意味があるのだと思います。一人だけではないからです。

入院を有意義に過ごしているようにお見受けする患者さんもいました。ある方は入院中に病棟スタッフや同室の患者さんの似顔絵を描いて、皆からとても喜ばれていました。私は今でもその絵を大切に持っています（最後列で白衣のポケットに両手を入れているのが私）。

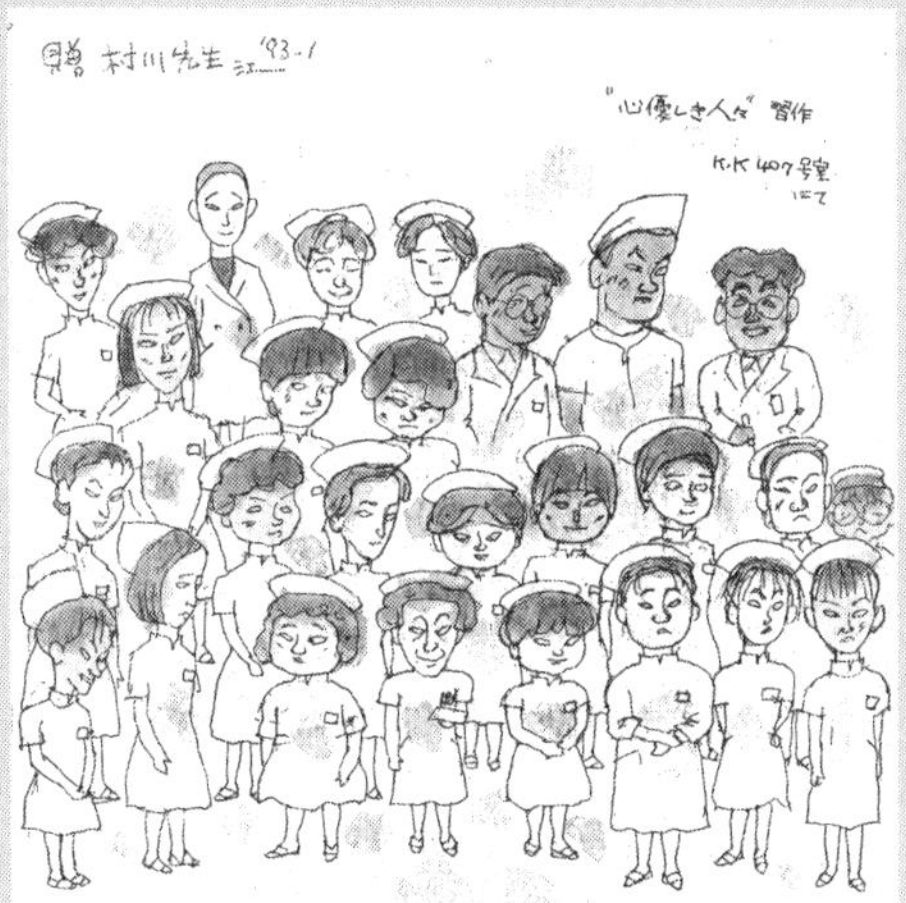

14　抗がん剤治療は日常生活にどのくらい影響しますか？

抗がん剤治療を始めると日常生活は変わる

抗がん剤治療は基本的には外来治療ですから、定期的な通院が必要となります。抗がん剤の副作用が強くて外来を受診することもあります（例えば、白血球数の低下による発熱）。治療効果を知るための検査で受診する必要もあります（例えば、CT（コンピュータライズド・トモグラフィー）での腫瘍の大きさ測定）。入院は、特殊な治療（例えば、24時間持続で数日続く治療）、外来治療で対応できないほどの重い抗がん剤の副作用（例えば下痢がひどく、飲むことも食べることもできない）、そして、病気の進行に伴う体調悪化の場合などに必要です。つまり、抗がん剤治療を受けることで、外来受診回数が増えますし、入院回数やその日数も多くなる可能性があります。

新しい「ホスピタルフリー・サバイバル」

膵臓がんと胃がん患者さんの場合

胃がんと膵臓がんの患者さんで、抗がん剤治療の開始からその方が亡くなる（または観察終了）までの期間（①）、総入院期間（②）、総外来通院回数（③）および入院も外来通院もしていない期間（①－②－③）を検討しました。従来の「ホスピタルフリー・サバイバル」は「入院していない期間」という意味でした。ここでは新しい「ホスピタルフリー・サバイバル」を「入院も外来通院もしていない期間」と定義しました。　新しい「ホスピタルフリー・サバイバル」について検討した結果をお示しします（29）。

図8－1は横軸が全生存期間、縦軸が総入院期間です。一つの○や△が一人の患者さんを示しています。胃がん患者さんも膵臓がん患者さんも「全生存期間」と「総入院期間」の関係は様々です。病気の状態によって全生存期間が短くとも総入院期間の長い人もいれば全生存期間が長くても総入院期間の短い人もいます。

図8－2は横軸が全生存期間、縦軸がその間の総外来受診回数です。全生存期間が長くなれば総外来受診回数も多くなってきます。また胃がん患者さんより膵臓がん患者さんの方がやや総外来受診回数が多くなります。それでも、「全生存期間」と「総外来受診回数」の関係は、単純なものにはなっていません。

図　8-1　全生存期間と総入院期間の関係

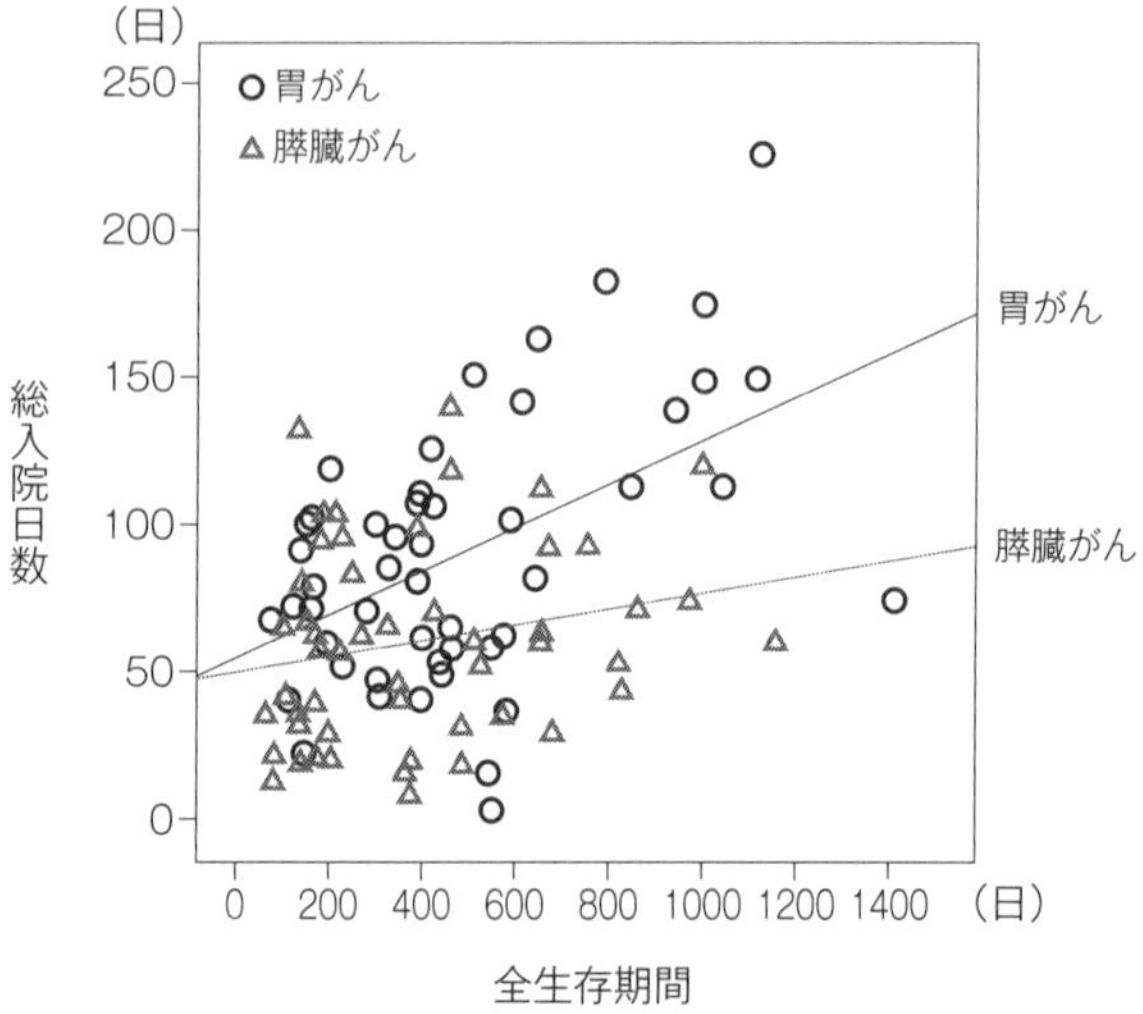

図　8-2　全生存期間と総外来受診回数の関係

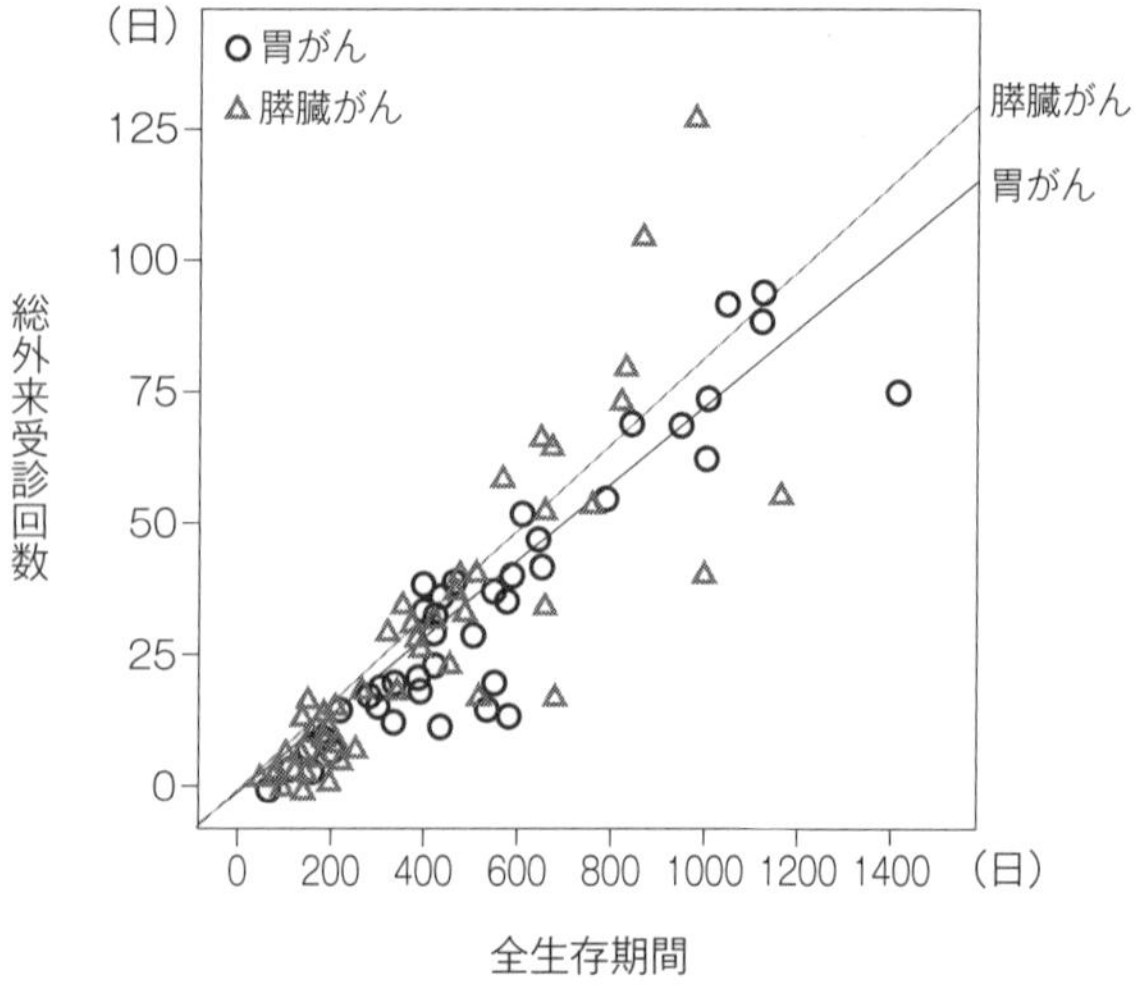

図　8-3　全生存期間と新しいホスピタルフリー・サバイバルの関係

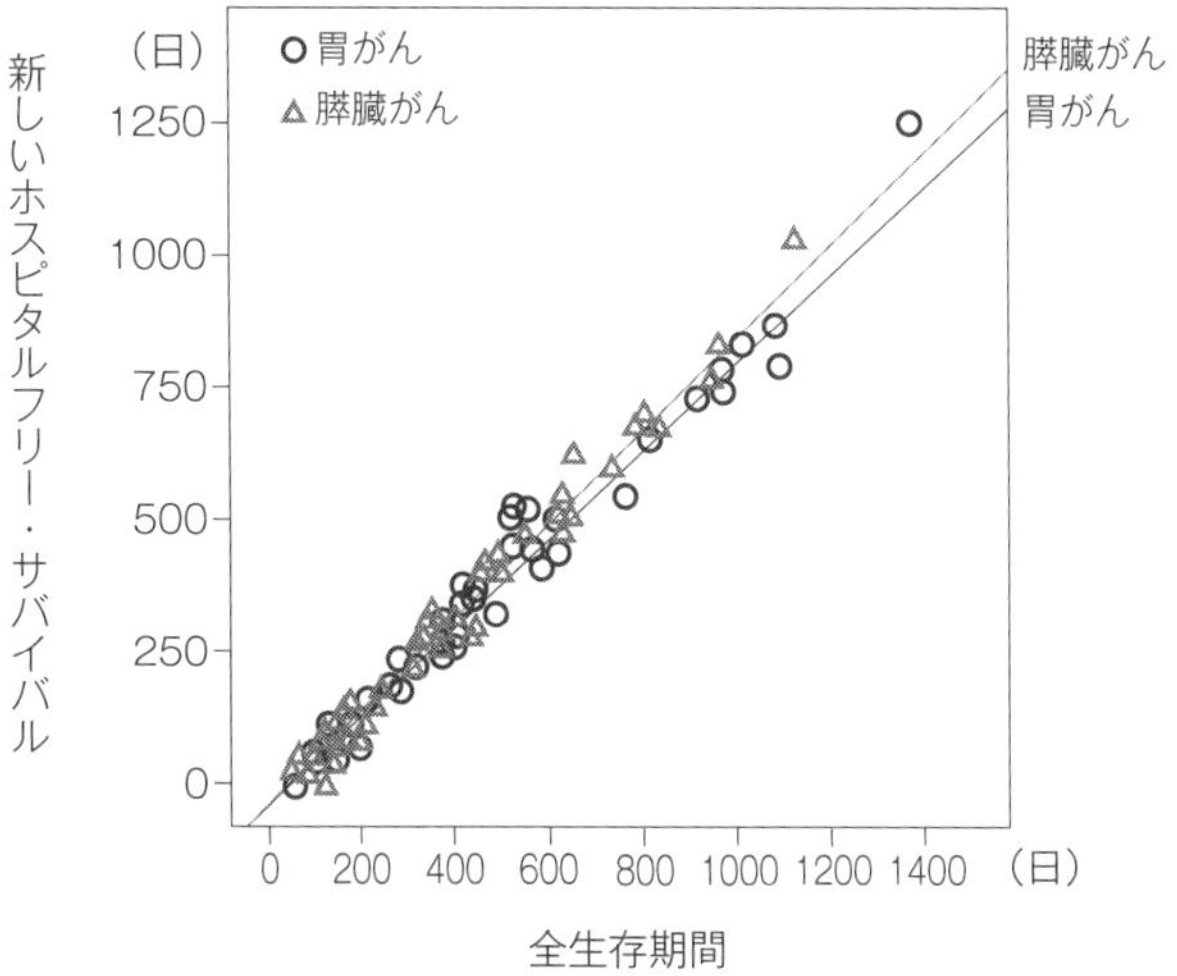

図8－3は横軸が全生存期間、縦軸が総入院期間と通院期間を合計した新しいホスピタルフリー・サバイバルです。「全生存期間」と「新しいホスピタルフリー・サバイバル」は、ほぼきれいな直線関係になっています。つまり胃がん患者さんは全生存期間の15％を病院で過ごすか外来受診し、膵臓がん患者さんはそれが11％なのです。この検討では平均生存期間は胃がんで14カ月、膵臓がんで10カ月でした。ちなみに、術後に再発した大腸がん患者さんの場合、全生存期間の約10％を病院で過ごすか外来受診し、平均生存期間は36カ月でした(30)。この結果をどう考えるかは患者さん次第なのだと思います。

【腫瘍内科医のつぶやき】——ホスピタルフリーの日々の過ごし方——

ホスピタルフリーの日々を、患者さんはどう過ごしたいと言っているのでしょうか。例えば、市民農園として借りた家庭菜園で植えたばかりのキュウリを収穫し、土地を更地にして返却すること、障害児の子の面倒を見ること、生まれた孫がランドセルを背負う姿を見ること……。

そうでなかったら見過ごしてきたいつものようなごくあたりまえのこと、可能なら生あるうちに仕上げたかった仕事、もし自分がいなくなったらと思うと心残りになること、様々なことがあります。患者さんたちは、そのためにホスピタルフリーの日々が必要なのです。やりたいことに軽重はありません。どれも自分には大切なことなのです。

図９　抗がん剤治療（+）と（−）のカプラン・マイヤー生存曲線

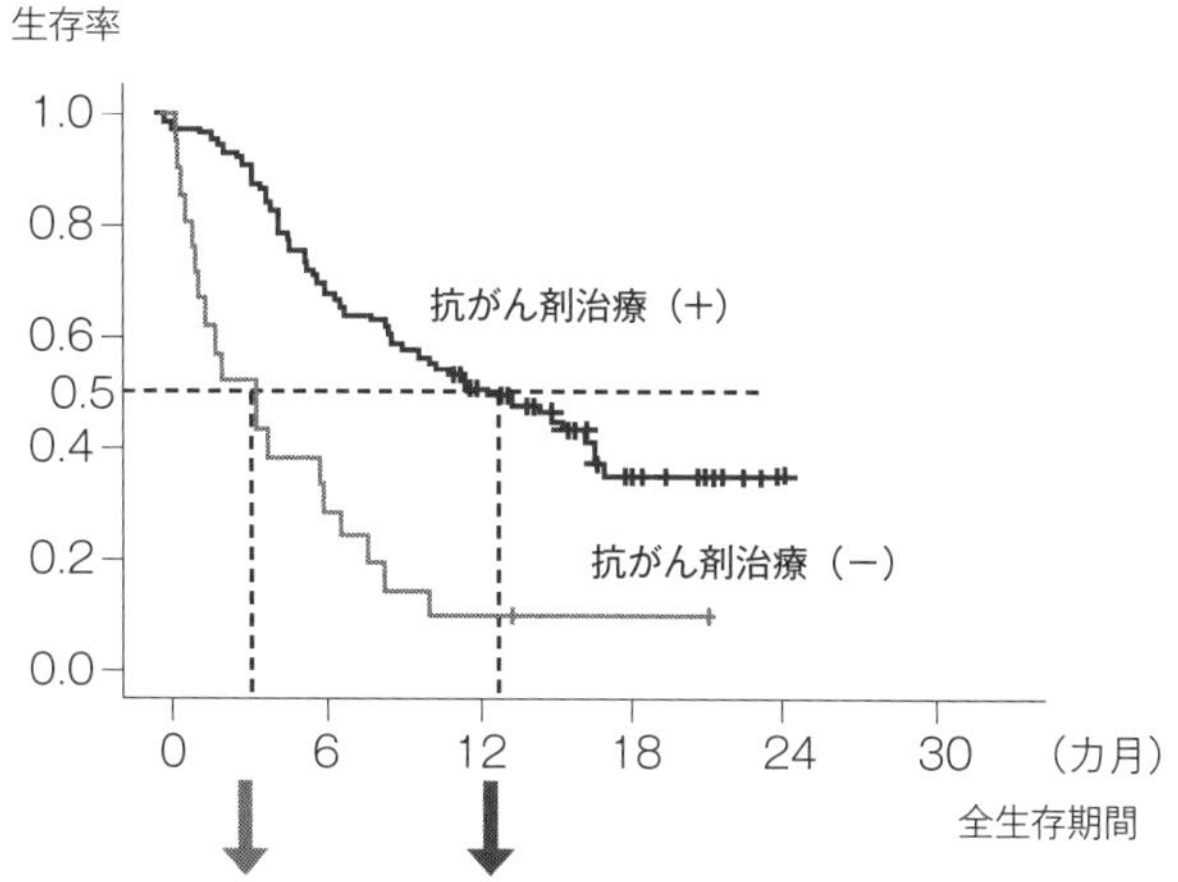

生存期間中央値	抗がん剤治療（−）	抗がん剤治療（+）
	４カ月	13.8 カ月

15　抗がん剤治療を受けないのも不安なんですが？

抗がん剤治療は、受けるのも受けないのも不安

こんな質問をよく聞きます。実際には、抗がん剤治療を受けたら平均生存期間はこのくらい、抗がん剤治療を受けなかったらこれくらいという大まかなデータはあります。しかし各々の患者さんのこれからの時間を保証するものではありません。宮城県立がんセンター腫瘍内科に紹介された患者さんで、抗がん剤を受けた方と受けなかった方の生存曲線を図９にお示しします。

生存期間中央値は抗がん剤治療を受けた患者さんで13・8カ月、抗がん剤治療を受けないと4カ月です。これだけを見ると、抗がん剤を受けた方が長生きするように思うかもしれません。

抗がん剤治療の効果も副作用も個人差が大きい

次に、各々の患者さんの全生存期間と総入院期間を図10に示します。

例えば、Aさんは抗がん剤治療を受けず、あまり入院せずに1年以上過ごすことができました。けれど、Bさんは頑張って抗がん剤治療を受けたのに、生存期間はほぼAさんと同じで、入院期間はすごく長かったのです。

この結果はどのようにも解釈できるのではないでしょうか。例えば、Aさんは抗がん剤治療を受けなくても入院もせずに自宅で過ごすことができて幸運だった。Bさんは抗がん剤治療を受けて全生存期間は長かったけれども、入院期間も長くて残念だった。医者は、目の前に座っている患者さんがAさんのようになるかBさんのようになるかは分からないのです。

図 10　抗がん剤治療（＋）と（－）の全生存期間 / 総入院期間

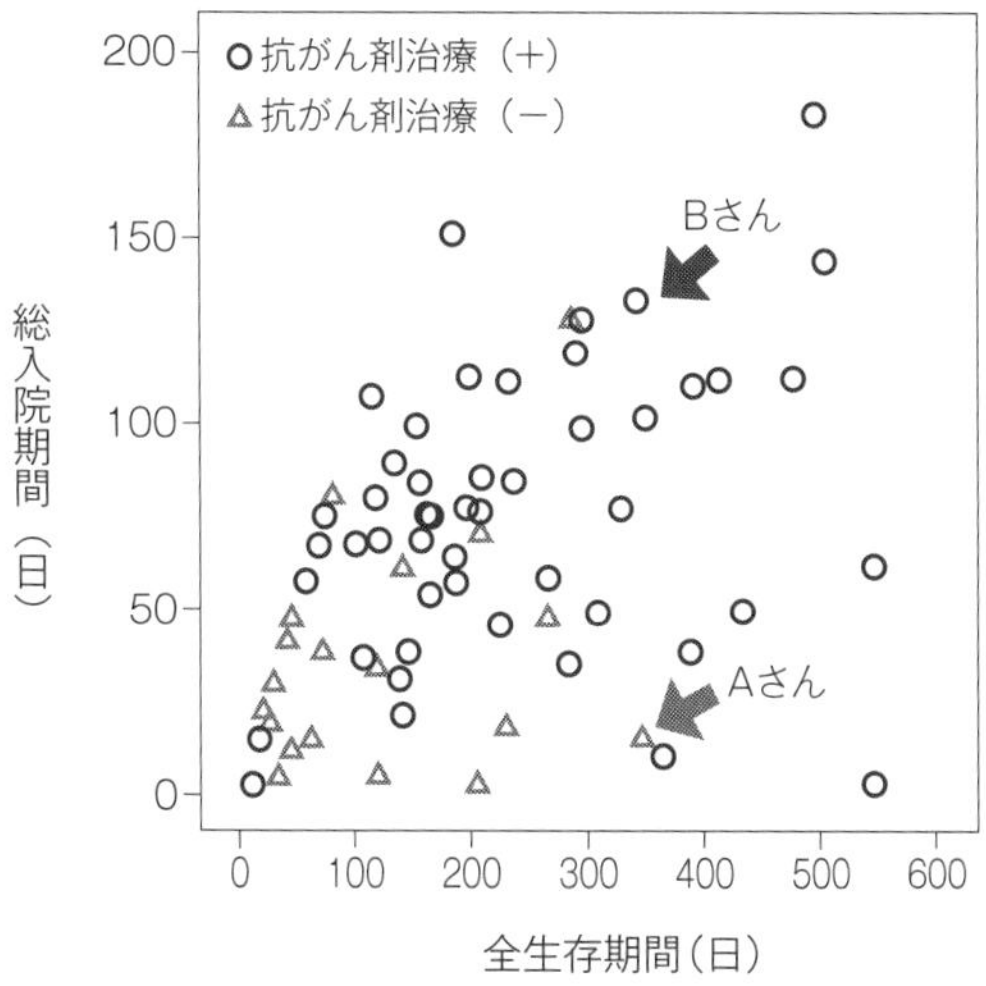

私は抗がん剤説明の時に、患者さんに次のようにお話ししています。〝体調がよいのであれば、抗がん剤治療を受けてみませんか。もし、抗がん剤の副作用が強くて、続けるのがいやであればすぐに止めますし、効果が出なくても止めた方がいいと思います。私はあなたを苦しめたくはないのです。ただ、少しでもあなたにとって良い時間が長くあってほしいと願っているのです〟。

【腫瘍内科医のつぶやき】――私の「ナッジ」――

ノーベル経済学賞を受賞したリチャード・セイラー。「ナッジ」（人の脇腹を特にひじでやさしく押したり、軽く突いたりすること）するように控えめに警告して、その人が正しい判断をするように導くという考え方を提唱した人です（31）。

「抗がん剤治療を受けないのも不安」という患者さんは、えてして「抗がん剤治療の副作用も不安」と思っています。私は、体調の悪い患者さんには「抗がん剤治療を受けない」ように「ナッジ」。体調がよくても抗がん剤治療の副作用を理由に迷っている患者さんには、「抗がん剤を一度やってみませんか、それでもし副作用がつらい時には止められます」と抗がん剤治療を受けるように「ナッジ」します。

「ナッジ」を悪用すると「スラッジ」（本来は工場処理や精製処理の過程で生じる泥状のあまり良からぬ物質ですが「ナッジ」のダークサイドの比喩として用いられ、その人が間違った判断をするように導くこと）になります。私の「ナッジ」が「スラッジ」でなければよいのですが。

16　私の病院には腫瘍内科がないのですが？

腫瘍内科ってどんな科？

　腫瘍内科はどのようなことを専門にしているのでしょうか。従来、がん治療は臓器別診療で行われていました。例えば、ある胃がん患者さんの手術をした消化器外科医は、その後その患者さんが再発して手術適応とならない場合に抗がん剤治療を行っていました。それに対して、腫瘍内科医は抗がん剤、ホルモン療法、分子標的治療、免疫治療などのがんに対する薬物療法を広いがん腫に対して行うのです。

腫瘍内科医になるための資格は？

　米国で「腫瘍内科医」が誕生したのは1970年代です。わが国に腫瘍内科医の目指す資格として「がん薬物療法専門医」制度が発足したのは2002年、第1回の「がん薬物療法専門医」が認定されたのは2006年、私は2007年にがん薬物療法専門医となり現在に至っています。2022年4月現在、がん薬物療法専門医は日本にまだ1604名しかいません。2022年度から新専門医制度となり、新しい研修を修了して資格試験に合格すると、「腫瘍内科専門医」と呼ばれます。がん薬物療法専門医の専門領域学会は日本内科学会が86％とほとんどで、日本外科学会は11％です（32）。

日本にはもう一つ、2007年から日本がん治療認定医機構が認定する「がん治療認定医」という資格があり、私は2008年に取得しています。2022年4月現在、がん治療認定医は日本に18089名です。がん治療認定医の専門領域学会は日本外科学会42・4％、日本内科学会24・3％、日本産科婦人科学会10・3％、日本泌尿器科学会9・4％となっています（33）。この状況は、歴史的に外科医師が抗がん剤治療を行ってきたことを反映しています。「がん治療認定医」が普通自動車免許、「がん薬物療法専門医」／「腫瘍内科専門医」が大型自動車免許のような関係になっています。

日本の薬物療法専門医の実態は

全国的には人口10万人当たり1・22人です。ちなみに最も多いのは岡山県で2・38、最も少ないのは沖縄県の0・34、宮城県は多いほうから数えて8位の1・61です。まだまだ日本には「がん薬物療法専門医」は少ないのです。日本臨床腫瘍学会では日本における「がん薬

図11　宮城県立がんセンターの外来化学療法件数
（7225件/2021年度）

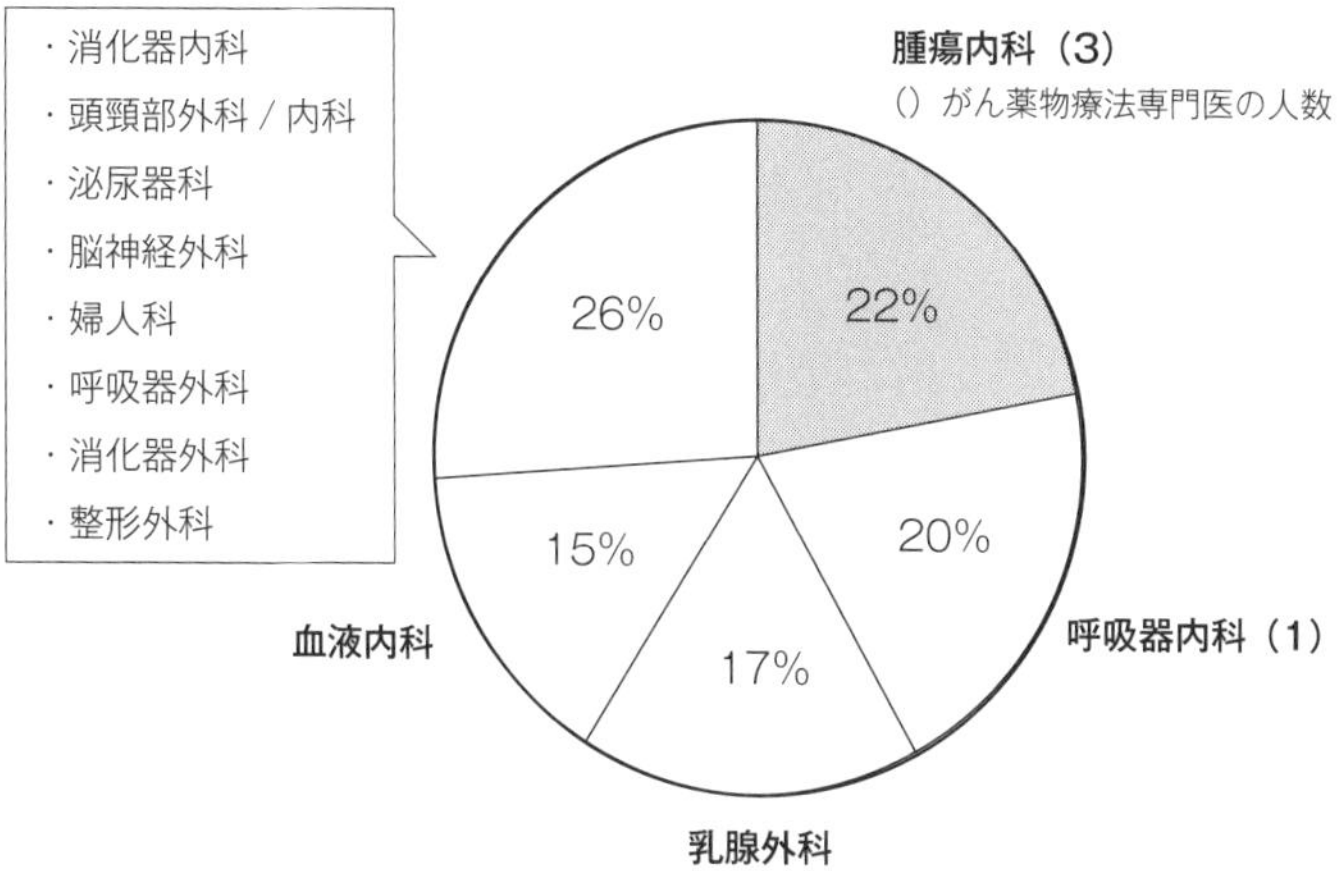

物療法専門医」／「腫瘍内科専門医」の目標を３００人としています。最初から腫瘍内科でトレーニングを受けてがん薬物療法専門医となる医師と、呼吸器内科や血液内科などを専門とし薬物療法専門医を取得した医師は、ほぼ同程度と考えられています。

腫瘍内科医だけが抗がん剤治療をしているわけではない

実際には腫瘍内科医はすべての抗がん剤治療を行う訳ではなく、担当するがんの守備範囲は施設毎に異なります。宮城県立がんセンターにおける外来化学療法の場合を示します（図11）。

腫瘍内科の3名の医師は「がん薬物療法専門医」で、外来化学療法の22％を担当し、胃がん・大腸がん・食道がん・膵臓がんなどの治療が主です。そのほかの疾患は担当科の医師が行っているのが実情です。腫瘍内科がない医療機関では標準抗がん剤治療ができないということは決してありませんし、がん薬物療法専門医でなくとも抗がん剤治療は行うのです。確実に言えることは、患者さんの病態や臨床経過を最もよく把握しているのが、現在治療している主治医であるということです。

【腫瘍内科医のつぶやき】――患者のこれからの人生はどうなるのか？――

19世紀から20世紀初頭にかけて米国の医学教育の基礎をつくったウィリアム・オスラー（34）という臨床医がいます。彼がペンシルベニア大学で独自に作成した医学教育資料の最初のページに、次のような文章（オスラーの3原則）があります。

「患者を目の前にして、次のことを常に念頭におくこと

1．患者はどのような問題でやってきているのか？

2．それに対して何ができるのか？

3．そうした場合、患者のこれからの人生はどうなるのか？」

私にとって、印象的なのは第三の原則です。腫瘍内科医が必要なのではなく、オスラーのいう臨床医が必要なのです。でもこれがとても難しい。

第4章

緩和治療

患者さんの疑問に答える

17　抗がん剤治療ができなくなったらどうなるんですか？

抗がん剤治療ができなくなったら、見放されてしまうのか

　患者さんに対する抗がん剤治療には、必ず限界が来ます。たいていは、もう可能な治療選択肢がないか、抗がん剤治療に適さないほど体調が低下するかです。そうなると、腫瘍内科医は「そろそろ抗がん剤治療は中止して緩和治療のみにしませんか」とお話しします。これは腫瘍内科医にとって、つらいことです。よく聞く言葉に、〝医者に見放された〟というのがあります。医師は決して患者さんを見放したわけではなくて、その患者さんらしい時間を過ごしてほしいと願っているのです。患者さんからは〝抗がん剤治療をしなければ病気はどんどん進行するでしょ。死ぬのを待つだけっていうことですか？〟と責められることもあります。また「抗がん剤治療は効果がないといっても、やらないよりましなのでは？」「抗がん剤治療をしないと、不安で仕方がないので、弱い治療でもいいから続けてほしい」と言われることもあります。確実なことは、抗がん剤治療をしても病気の進行は止められないということです。

自宅で穏やかに過ごすために必要なこと

一般的には抗がん剤治療の選択肢がなくなった時、腫瘍内科医はその患者さんに必要な緩和治療をどこでどのように行うのがよいかを考えます。患者さんが住み慣れた自宅でご家族に囲まれて穏やかな時を過ごすというのが目標です。そのために大切なことを表9に示してみます。

まずは、患者さん側の要因です。疼痛や呼吸苦などの症状のコントロールが不十分であったり、不安・抑うつなどの精神症状が強いと自宅で穏やかに過ごすことは難しいのです。また、なんらかの方法で栄養を摂取できないと、長く自宅で過ごすことはできません。もちろん、患者さん自身が自宅で過ごすことを望むのは必要です。

次は介護力の要因です。患者さんが独居、または家族と同居していても、日中は患者さんが一人になるようでは緊急な対応が遅れる可能性があります。ある程度は訪問看護や訪問介護が介護力不足を補うことができる可能性はあります。もちろん、家族の〝家で過ごしたいという患者さんの思いを叶えたい〟という気持ちは何にもまして大切です。

表９　患者さんが自宅で緩和治療を受けながら最期まで穏やかに過ごすために必要なこと

要因	具体的	主な担当	重要度
患者さん	症状（疼痛・呼吸苦など）が落ち着いているか	医師・看護師・薬剤師	○
	精神的に落ち着いているか	精神科医・心理士・看護師	○
	栄養摂取（経口、胃ろう、点滴）はできるか	医師・看護師・薬剤師	○
	患者さん自身が自宅で過ごすことを希望しているか	患者	◎
介護力	家族のサポートが常に得られるか	家族	○
	家族が患者さんを自宅で看取ることに積極的か	家族	◎
医療環境	介護保険サービスを受けられるか※1	ケアマネージャー	◎
	訪問診療が可能か	訪問診療医	◎
	訪問看護が可能か	訪問看護師	◎
	訪問介護が可能か	ホームヘルパー	△
居住環境	自宅は車いす／寝たきりに対応しているか※2	ケアマネージャー	△
経済面	経済的に問題ないか	ケアマネージャー	△

※1：要介護認定を受ける必要あり
※2：患者さんの状態により手すり、歩行器、ポータブルトイレ、電動ベッドなどが必要

医療環境に関しては、訪問診療・訪問看護ができない地域では患者さんが自宅で安心して過ごすことは難しいと思います。要介護認定後の、介護保険サービスを受ける手続きは早めに行うことをお勧めします。居住環境や経済面の問題はなんとか解決策を見つけることができる場合があります。私の経験から、各々の要因の重要度を示しました。患者さんが自宅で過ごすことを強く望み、家族がそれを叶えたいと思われるのであれば、

訪問看護さえあれば患者さんの望みは一時的に叶うことはあります。しかし、訪問医療がなければ、患者さんの病状の変化に対応することが難しいため、ほとんどの場合は再入院になります。

宮城県立がんセンター腫瘍内科患者さんの永眠

私たちの腫瘍内科に２０１８年1月以降に紹介され、抗がん剤治療後に緩和治療に移行し、２０２０年12月までに永眠された患者さんは92名。できるだけ自宅で過ごしたいけれど、症状がつらかったり家族の負担が重くて入院を希望する患者さんもいれば、最期まで自宅で過ごすことを望む方もいました。自宅で永眠されたのは16名（17％）、一度も退院することなく入院のままで永眠されたのは11名（12％）、退院後に再入院して永眠された方は65名（71％）でした。その方らしい旅立ちができたとご家族が思ってくださるのであればそれでよいと私は思います。

【腫瘍内科医のつぶやき】――〝介護は、かけがえのない時間でした〟――

自宅で最期を迎えるために必要な介護力の不足は深刻です。子供はいても疎遠で独居、家族はいても仕事で不在、兄弟はいてもみな高齢、身近にいるのは友達だけ、など人間関係の希薄なことが多いのです。一方で、ご家族が介護休暇を取って患者さんの介護をする、遠方の娘さんのご家族が介護のために引っ越してくるなどのお話を聞くと、ほっとします。

抗がん剤治療を終了してから亡くなるまでの時間は、患者さんの「旅立ち」までの大切な時です。ご家族がその様子を見守ることは、だれにでもいつか訪れる「旅立ち」のお手本になるのではないでしょうか。

〝介護は大変でしたが、かけがえのない時間でした〟というのは、その時間を振り返った時、ご家族がしばしば口にされる表現です。

18　緩和治療ってどんな治療ですか？

緩和治療ってどんな治療？

緩和治療は英語の「パリアティブ・ケア」から来ています。「パリアティブ」とは苦痛を一時的に軽減するという意味です。もし、今あなたがなんらかの症状で困っていれば、それを少しでも楽にする必要があります。これが緩和治療です。例えば、痛みがあれば鎮痛治療、あまり食欲がなければ経口または経腸での栄養補充、または点滴を受けるなどです。このような治療はがんと診断された時から必要に応じて、つまり病気の初めからずっと必要なのです。緩和治療という特別の治療がある訳ではありません。

ＷＨＯが提唱しているパリアティブ・ケアは、「がんに限らず心臓病・呼吸器疾患などの深刻な病気で、痛みや呼吸困難など様々な症状があれば、病気のどのような時期であってもそれらを改善するために必要なケア」であり、「通常の治療（抗がん剤治療も含む）と一緒に行ってもよいケア」であり、「患者のみでなく、家族や介護者のサポートも含めたケア」となっています。

ホスピスケアとターミナルケア

緩和ケアとよく混同するのがホスピスケアとターミナルケアです。ホスピスケアとは最後の時を穏やかに過ごすために、病気を治療するケアの代わりに、病気によって引き起こされる苦痛を和らげるためのケアのことです。

ターミナルケアは終末期医療と訳され、より「残された最期の時間」が強く強調されていますが、基本的にはホスピスケアとほぼ同じと考えてよいと思います。「ターミナル」には「終着駅」のようなさみしい感じがするので私は使いません。ちなみに仙台駅前にターミナルホテル仙台ができたのですが、２年後にはホテルメトロポリタン仙台に名称変更されました。

在宅で過ごすことを望む患者さんの場合、訪問診療医と訪問看護スタッフがホスピスケアを行います。また、ホスピスケアを提供する有料老人ホームやサービス付き高齢者住宅なども増えています。入院の場合、一般病棟でも、またこのケアに特化している「緩和ケア病棟」（ホスピス病棟）でもホスピスケアを受けることができます。ちなみに緩和ケア病棟は、２０２１年現在で日本に４５９施設、９４６４床です。限られたベッド数ですから、だれでもすぐに入院できる訳ではありません。人生の最期の時を病院（一般病棟・緩和ケア病棟）、その他の施設、または自宅で過ごすかは、患者さんとご家族の希望と患者さんの状態によると思います。主治医とよく話し合うことをお勧めします。

治癒が難しいがん患者さんの一般的な経過

図12は一般的な私の患者さんの臨床経過です。

患者さんに「私はあとどのくらい生きられますか？」と聞かれた場合、長生きするための治療をしている期間、積極的治療は中止して緩和治療のみの期間、そして通院が難しくなって入院するか、自宅で訪問看護と訪問診療を受ける期間、これらを合計した全生存期間をお話しします。また入院や外来受診のない新しいホスピタルフリー・サバイバルについても説明します。あくまで目安でしかありませんが。

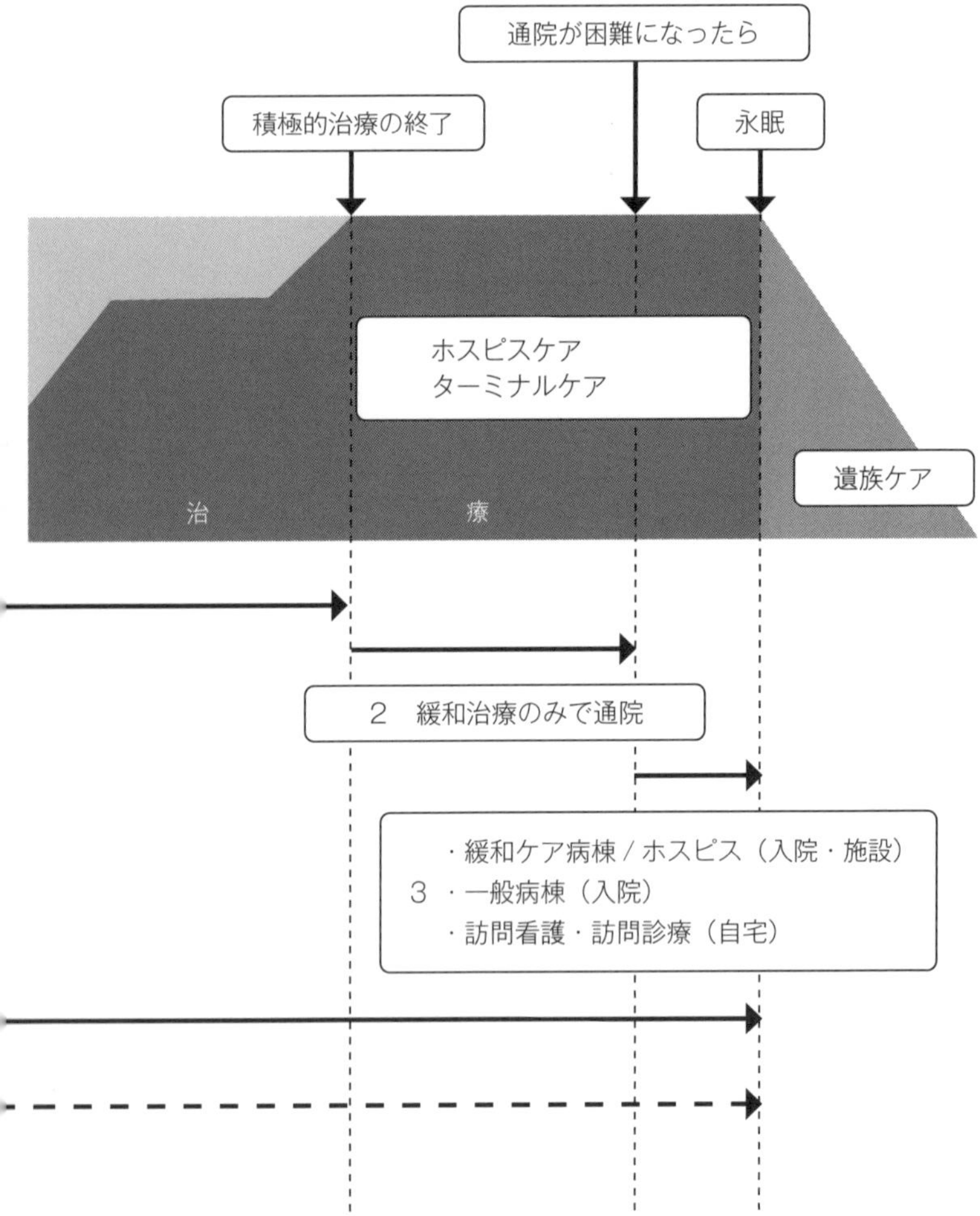
通院が困難になったら
積極的治療の終了
永眠
ホスピスケア
ターミナルケア
遺族ケア
治
療
2　緩和治療のみで通院
・緩和ケア病棟 / ホスピス（入院・施設）
3　・一般病棟（入院）
・訪問看護・訪問診療（自宅）

図12　がん患者さんの一般的な臨床経過

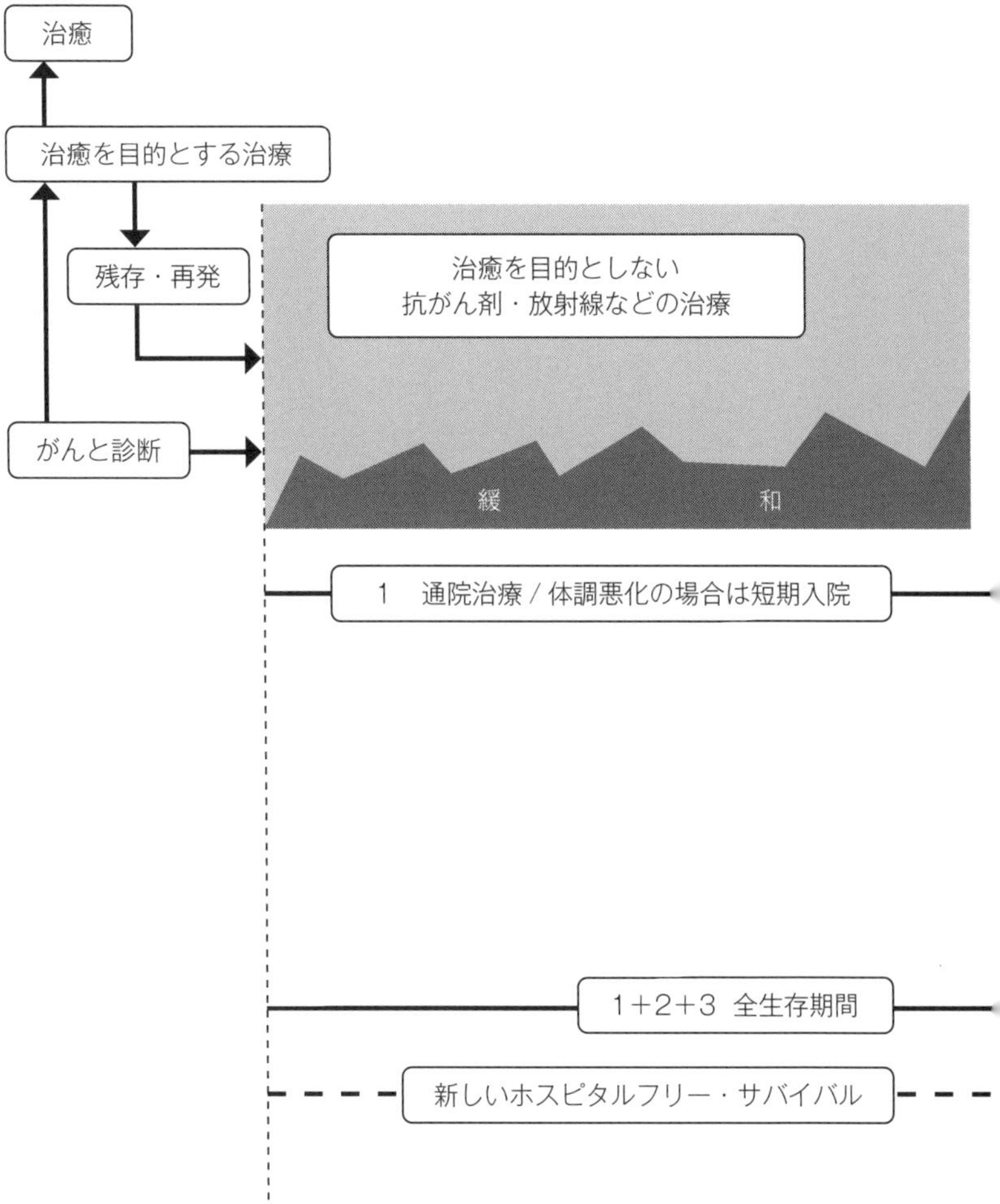

【腫瘍内科医のつぶやき】――ホスピスとシシリー・ソンダース――

ホスピスは１０６５年頃にマルタで始まり、キリスト教の教会や修道院が、聖地を行き来する途中で病気や死にゆく人の世話を行ったことに発していると言われています。

ホスピス普及の先駆けとなったのはイギリスに１９６７年創設されたセント・クリストファー・ホスピスです。看護師からソーシャルワーカーを経て39歳で医師となったシシリー・ソンダースが始めたものです。以前にこのホスピスを見学したことがあります。ロンドン郊外にあり、決して目立つような建物ではありませんが、多くのボランティアの方が活動していて、施設見学や研修のために世界中から多くの人が集まっていました。

ソンダースは、末期がんの痛みを麻薬によって緩和することが最も重要であることを強調し続けた最初の人でした。

19　ＱＯＬってなんですか？

ＱＯＬとは

ＱＯＬ（Quality of Life　クオリティーオブライフ：生活の質）とは、どれだけ人間的に豊かな生活ができるかを重視する考え方で、世界的に１９５６年頃から使われ始め、現在がん医療の現場では多く用いられている言葉でもあります。

　医師が治癒を期待できない患者さんに治療をする場合、目標はできるだけ患者さんに長生きしてもらうこと、そしてＱＯＬをできるだけ維持すること、この二つと考えられます。患者さんが亡くなるまでの時間は日数で評価できます。ではＱＯＬはどうでしょうか。実際にはこれが非常に難しいのです。各々の患者さんで大切にすることが異なるからです。けれど、それでは評価ができません。そこで、多くの場合、実際に患者さんに1週間前からのことを思い出して質問票に回答してもらい、ＱＯＬを評価するという手法を用いています。これは1週間という短い期間の評価であり、また質問票に定期的に答えるのは厄介ですし、病状が進行したら、質問票に答えることはできなくなってしまいます。つまり、患者さんが生きた

図13　QOL調査票（EORTC QLQ-C30の抜粋）

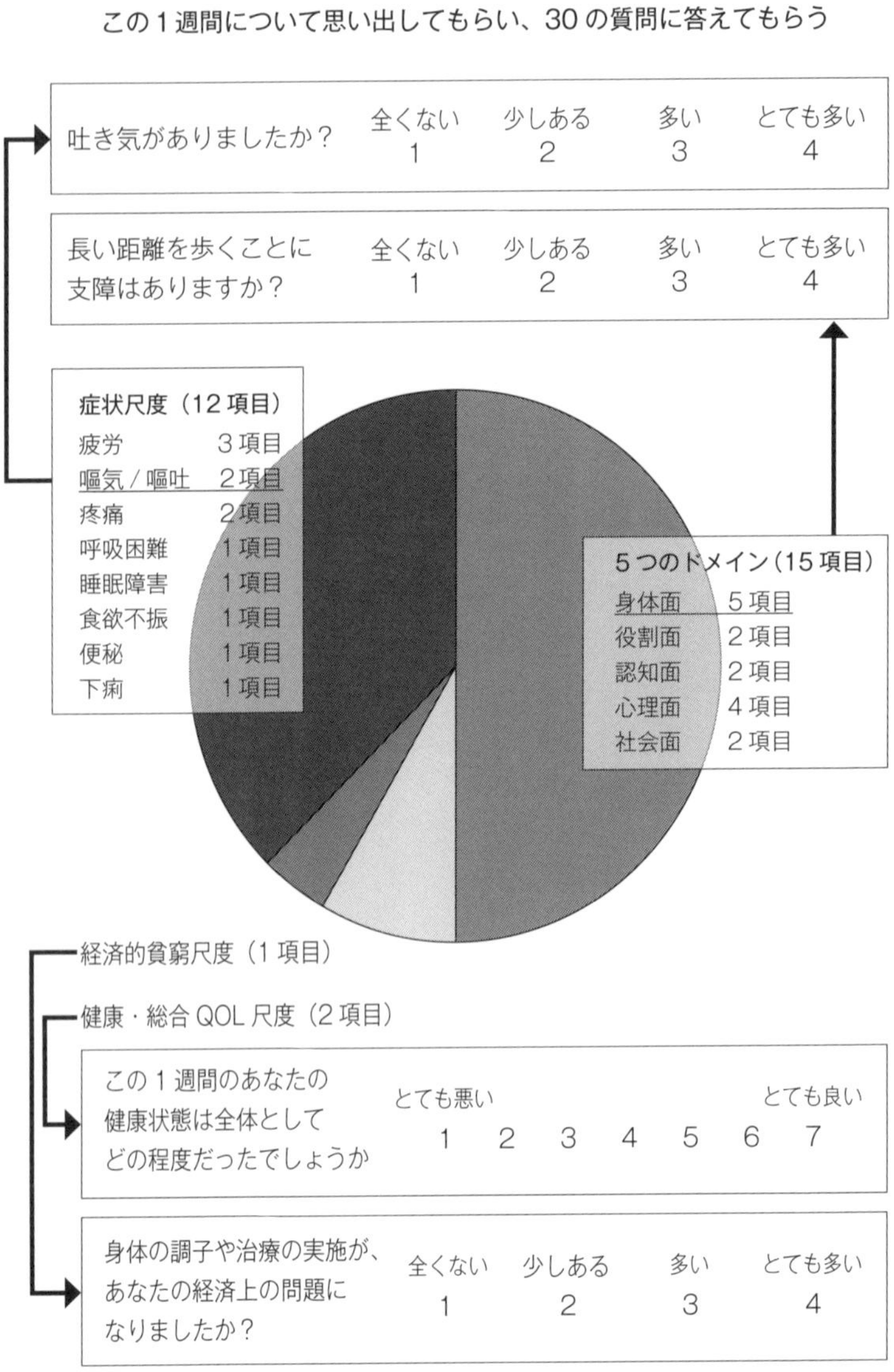

時間全体のＱＯＬ評価はできないのです。

ＱＯＬを評価するための質問

ＱＯＬ質問票で一般的に用いられているのは「EORTC QLQ-C30（version 3）」（35）で30項目の質問です。大まかなイメージを図13に示します。症状8項目（疲労、嘔気／嘔吐、疼痛、呼吸困難、睡眠障害、食欲不振、便秘、下痢）、領域5項目（身体面、役割面、認知面、心理面、社会面）、そして経済的問題の質問に対して、「1全くない、2少しある、3多い、4とても多い」の中で一つを選びます。健康・総合ＱＯＬに関する質問には、「1とても悪い から 7とても良い」までの7つの段階から一つを選びます。その結果を総合して患者さんのＱＯＬを判断します。私でもこの質問紙に答えるのに少なくとも3分くらいは必要です。体調があまり良くない患者さんの場合はもっと時間が必要になるでしょう。

私の思うＱＯＬ

私の思うＱＯＬとは、なによりも「痛みのないこと」です。痛みのある状態では、穏やかではいられませんし、どんなことも楽しむことはできません。次に大切なことは「その人らしく生きる」ことだと思っています。がんと診断されてから、今までの自分を見直し、違うものの見方や違う人生を選んだ人の体験談は多くあります。それは素晴らしいことだと思います。そうでなくとも、せん妄になり今までの患者さんとはかけ離れた言動をするようになるのは、医師としてはできるだけ避けたいと思っています。ご家族には、今までの患者さんの思い出を大切にしてほしいのです。優しいお母さん、家族思いのお父さん、思いやりのある息子、朗らかな娘、のような。

思い出す患者さんがいます。60歳台の女性でした。ご主人と3人の子供さんの5人家族。抗がん剤治療を終了して緩和病棟に移っていました。私は時々病室にお邪魔してお話を聞くのを楽しみにしていました。患者さんの誕生日には60数本の深紅のバラが病室に飾られていたことがありました。見ることはできないかもしれないからと、早めに娘さんの成人式の晴れ着を着た写真を撮影したと見せてくれたこともありました。もちろん、晴れ着は患者さんのお見立てです。でもある時からせん妄が始まりました。ご主人と子供たちを責める言葉は、本心ではなく病気によるものと分かってはいても、聞くにはあまりにつらいものでした。間もなく患者さんは亡くなりましたが、残されたご家族のその後を思うと心が痛みます。

【腫瘍内科医のつぶやき】――命をあまさず生ききった人――

「柿食えば鐘が鳴るなり法隆寺」の句で有名な正岡子規（１８６７―１９０２）は新聞『日本』に『病牀六尺』という随筆を連載していました（36）。結核から脊椎カリエスを併発し、寝たきりになってから執筆していたものです。

子規は言います。「病牀六尺、これが我世界である。しかもこの六尺の病床が余には広すぎるのである」

また、新聞社が病状を心配して休載の日を作った時、こう訴えました。「僕ノ今日ノ生命ハ『病牀六尺』ニアルノデス。……若シ出来ルナラ少シデモ（半分デモ）載セテ戴ダイタラ命ガ助カリマス」

子規にとって『病牀六尺』を書くことが生きることでした。彼は、死の二日前まで原稿を書き続けました。享年34歳。子規と同じ旧制松山中学卒業の俳人石田波郷（１９１３―１９６９）に、こういう句があります。

「柿食ふや命あまさず生きよの語」

子規は、まさに命をあまさず生ききった人でした。

20　「良い死」ってあるんですか？

「良い死」ってどんなもの？

ハーバード大学の研究者は７４２名の対象者を75年にわたり追跡研究して「幸福な人生（グッド　ライフ）」は「よい人間関係」によって得られると結論しています（37）。

では、「良い死」とは何によって得られるのでしょう。「よい人間関係」は必要ですが、それだけでは足りないような気がします。患者さんすべてに対してあまねく存在する「良い死」というのはないのだろうと思っています。平均的な「良い死」を調べたことがあります。「一般集団・遺族にとっての望ましい死」という研究（38）があり、多くの因子が検討されていました。そこで、私は、医師、一般看護師、緩和看護師に対してそれらの因子がどの程度達成されているか聞いてみました（39）。その中の一部の因子を図14に示してみます。

「穏やかな気持ちでいられる」と「自宅や病院など、自分が望む場所で過ごす」は一般集団・遺族にとっては大切な因子ですが、医療側から見ると達成度は低いのです。一方、抗がん剤

図14　一般集団・遺族にとっての「望ましい死」(38)と医療関係者の「達成度」(39)

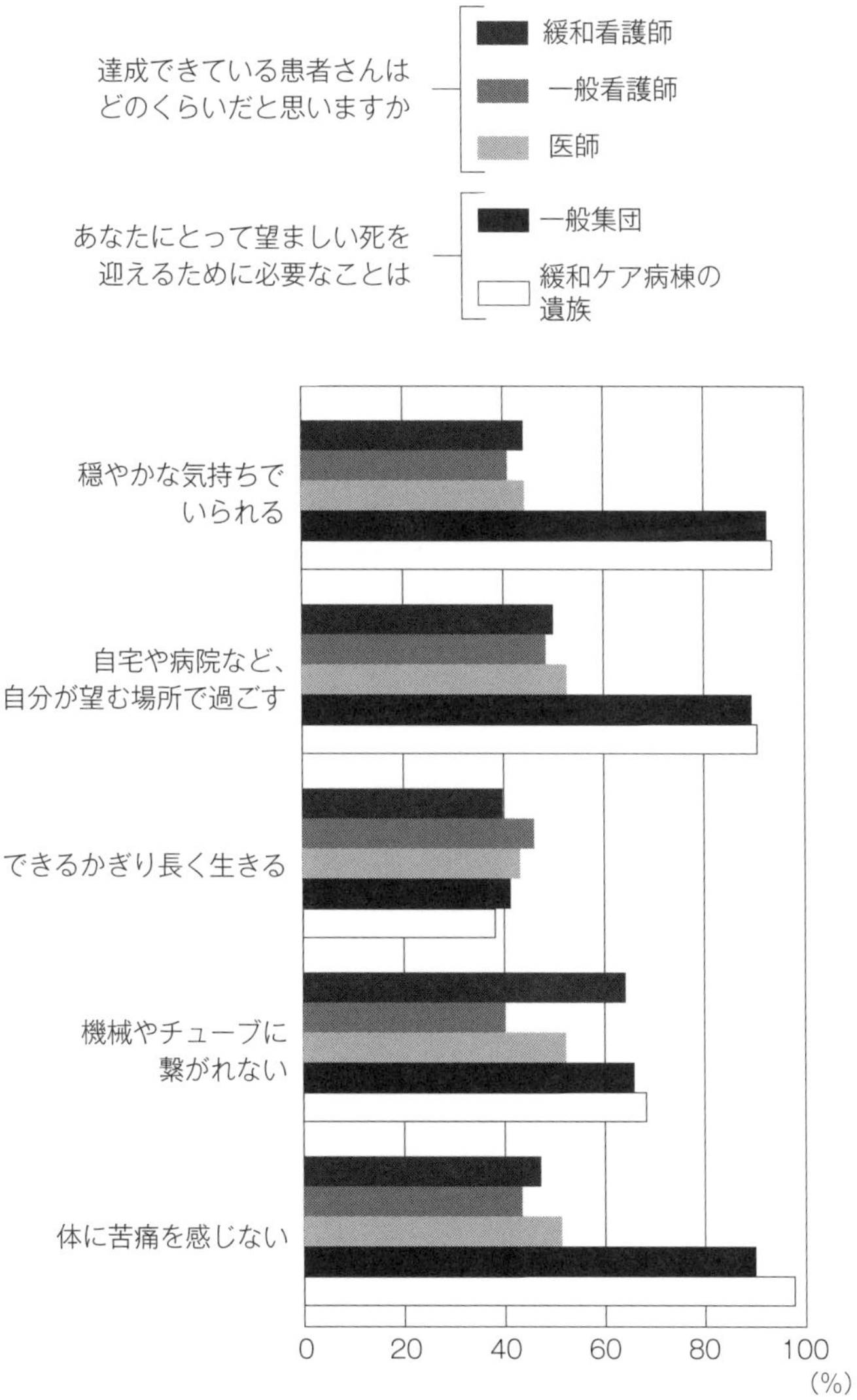

治療の一般的目標ともいえる「できるかぎり長く生きる」因子は一般集団・遺族の求める程度はそれほど高くはなく、医療側から見ると達成度も求める程度と同じくらいです。「機械やチューブに繋がれない」と「体に苦痛を感じない」という因子はたいていの場合どちらかの因子に重きを置くと、もう一つは達成度が低くなります。どちらかといえば「体に苦痛を感じない」因子のほうが一般集団・遺族にとって大切な因子であるにもかかわらず、医療側の達成度は低いという結果でした。

だれにでも最期の時は来るもの

残された大切な時間を、患者さんはどのように過ごしたいと思っているのでしょうか。ご家族は患者さんにどのように過ごしてもらいたいと願っているのでしょうか。病気がかなり進行してくると、患者さんもご家族も冷静に考えることが難しくなるものです。早い時期に患者さんとご家族で考えることをお勧めします。今は健康に問題のない方でも、もし治癒が難しいがんと診断されたら、それからの時間をどう過ごしたいか考えてみることは、人生を見つめるよい機会になるかもしれません。

私にとっての良い死

医師として40年、多くの患者さんが病気と向き合って最期の時を迎えるのを見てきました。でも、なにが本当の「良い死」なのか今でも分かりません。ただ、私はこんな風に自分の人生が終えられたらいいなと、思っています。

●痛みはできるだけ避けたい。もし痛みがないこと、意識の清明さのどちらか一つを選ぶかと問われたら、痛みを取ることが最優先。

●今までの私からは考えられないような言動（例えばせん妄のために、周りの人を傷つけるような言葉）が認められたら、眠らせてほしい（鎮静処置といいます）。

●自分の最期の時が近づいていても穏やかに過ごせて、日々ささやかなよろこびがある（例えば、青空とかそよ風が気持ちよかったり、家族の愛情を感じる）。

●もちろん、娘より先に旅立つこと（「逆縁」は避けたい）。

●私が亡くなったあと、家族に一時的には悲しんでほしいけれど、いつまでも悲しみに沈んでほしくない（例えば、「結構自分勝手に生きたよね。でも、憎めないところもあったよね」なんて言われたい）。

【腫瘍内科医のつぶやき】――「良い生」を懸命に生ききった――

フリーランサーとしてジャーナリズムで活躍していた千葉敦子さんが、ご自分の乳がんが再発していることやニューヨークで仕事を続けながら治療を受けていることなどを、歯切れよく語っているのをラジオで聞いて驚いたものでした。彼女の書いた「ニューヨークでがんと生きる」（40）は、「良い死」に至るために「良い生」を懸命に生ききった証なのだと感じました。

彼女は、こう言っています。

〝いつまで生きられるか分からないという不確実性こそ、人生の本質ではないか〟

21　まだ死にたくないんです。なんとかなりませんか？

患者さんからこのように聞かれたら、「その方法が分かるといいのですが……」とだけお答えしています。腫瘍内科医でしかない私には、この質問に対する正解が分からないのです。でも、私が読んだ本や医者としてのささやかな経験が少しは参考になるでしょうか。

岸本英夫の死の乗り越え方

宗教学者で東京大学図書館の館長、東京大学教授などを歴任された岸本英夫が『死を見つめる心 ガンとたたかった十年間』という本を残しています（41）。そこには悪性黒色腫と診断されてからの経緯を宗教学者としての視点から語っています。冷静ではあるけれど、やはり、死は恐ろしいと正直に述べています。みな死にたくないのは同じなのです。けれど、この方は、仕事に没頭することで死の恐怖を乗り越えようとしました。

エリザベス・キューブラー・ロスの死の乗り越え方

精神科医エリザベス・キューブラー・ロスは、死を受け入れるまでの過程について研究した人です。著書『死ぬ瞬間―死とその過程について』の中で、がんと診断された患者さんは、「否認→怒り→取引→抑鬱→受容→虚脱」という精神的過程を経て死に至ると書いています（42）。彼女の自伝ともいえる『人生は廻る輪のように』（43）では、死の過程をこれほど詳細に検討した精神科医であったにもかかわらず、交霊術・体外離脱などオカルトもどきの世界に魅了されてしまった過程が書かれています。だれでも死にたくはないのです。でも、死はだれにでも訪れるもの。

旅立ちの時を穏やかに待っていた人

私が医者になって間もなくのこと、70歳台の胃がんの患者さんの担当となりました。抗がん剤治療は終了し、症状緩和治療のみに移行してからのことです。お願いがあると病室で声を掛けられました。「奇跡的に戦争を生き延び、家業の酒造業は息子に引き継ぐことができた。末期の水として自分の酒蔵で一番の酒とお気に入りの酒器も枕元に準備した。もうやり残したことはない。ただ、妻と息子に感謝の言葉をかけてから旅立ちたい。ついては、〝最期の時〟のちょっと前、感謝の言葉を残せる余裕のある時に教えてほしい」とのこと。これは難問。結局、私は二度の勇み足。患者さんから笑いながらお叱りを受けました。「イソップ物語のオオカミ少年に二回もなったじゃないか」

三度目は感謝の言葉の猶予がありませんでした。奥様と息子さんからは、「二度聞きましたから」と泣き笑いのお言葉をいただきました。

旅立ちまでの時を生ききった人

20歳台のとても可愛らしい女性。血液の病気でもう治療は手詰まりになりつつありました。そろそろ緩和治療のみに移行せざるを得ないという頃であったと思います。ご両親が大切に慈しんで育ててきた娘さんで、男性とのお付き合いはありません。その頃は脱毛しており、外出もはばかられる状態。どのようなキッカケであったのか、ある男性とネットで知り合いになりました。ご両親と私は成り行きに気を揉むこととしきり。その男性が悪い意図を持っていたらと思うと居てもたってもいられません。でも、その男性とお付き合いすることになったのです。デートの時にはウイッグをつけて、今時の女性としていそいそとお出かけ。病室から出かけることもあったように思います。娘がデートに行く時には母親はこんな気持ちになるのかもと、私は感じたものです。そのような楽しい時間はそれほど長くはなく、私の可愛らしい患者さんはその男性の腕に抱かれて旅立ちました。その時、彼女の指には彼から送られた指輪がありました。朝方でした。

【腫瘍内科医のつぶやき】――私はコンパッション派――

私は「寄り添う」という言葉が嫌いです。広辞苑によれば「ぴったりとそばへ寄る」と定義されています。しかし、「思いに寄り添う」、「心に寄り添う」、「いのちに寄り添う」などとも言われることも多く、物理的にぴったりそばにいること以上の意味を持つとされています。医療現場ではよく使われますが、どうもべたつく感じが気になります。「寄り添う」は英語ではシンパシー、エンパシー、コンパッションという言葉に分けて表すようです。私の感覚ではシンパシーは「かわいそうね」と他人事みたいに言う感じ、コンパッションはその人の苦しい状態を冷静に理解してなんとかしてあげたいとアクションを起こす感じです。エンパシーはその二つの間の感じでしょうか。

私は患者さんの隣に座って（時には肩に手をかけて）、「つらいですね」と声をかけることはしていません。患者さんの「つらさ」の原因を理解して、少しでも軽減する手段がないかを考えます。わたしはコンパッション派です。

おわりに

目の前にいるがんと診断されて打ちひしがれている患者さんとご家族に対して、抗がん剤治療や推定される予後についてどのように話したらよいのか、今でも私は迷います。私が医者になったばかりの1980年代には、患者さんにはがんと診断されたことを言わないほうがよいという考えがまだまだ強かったように思います。また、ご家族も患者さんにはがんと伝えないでほしいと希望することが多かったのです。抗がん剤も殺細胞効果を持つ副作用の強い薬剤が多く、副作用を緩和する治療が発達していなかったことも大きな問題でした。しかし、現在は作用機序の異なる多くの抗がん剤が開発されたため、治療効果は格段に改善されています。また、抗がん剤の副作用である吐き気などに対する治療も進歩しています。2000年に入ってからは患者さんに病名を告知することは医者の義務と考えられ、そうしなければ訴えられることにもなりかねません。

では、がんの告知や治療は容易になったのでしょうか。がんはもともと遺伝子の異常によって起こります。高齢化とともに遺伝子も劣化しますから、がんの発症の大部分は防ぎようのないことです。どんなに抗がん剤治療が発達しても、すべてのがんを治すことはできないでしょう。また、人間の体はいつか耐用年数を迎えるため、死に至ることは避けられないのです。しかし、〝いつか必ず訪れる死〟を受け入れることが難しいのが現代です。核家族化が進み、死を身近で見ることが少なくなったために、死を必要以上に恐れることもあるでしょう。また患者さんを見守る家族力の低下も問題です。死の恐怖に対抗するための精神性の不足も問題なのかもしれません。精神性のある部分は宗教のようなものかと私は安易に考えていました。トロイア遺跡の発掘で有名なシュリーマンが発掘に先立つこと6年前の1865年、世界旅行の途中で幕末の日本を訪れています。その時「日本の宗教について、これまで観察してきたことから、私は民衆の中に真の宗教心は浸透しておらず、また上流階級はむしろ懐疑的であるという確信を得た」と語っています(44)。やはり、我々日本人にとって宗教は身近で頼ることのできるものではないのかもしれません。

患者さんとご家族ががんに振り回されて、残された大切な時間を無駄に使ってしまっているのが現代のがん治療の大きな問題なのだと思います。

腫瘍内科医である私も、かなりの確率でがんと診断される時が来るのだと思います。その時、自分の残された時間、新しいホスピタルフリー・サバイバルを自分らしく過ごすことができると自信を持って言うことはできません。けれど私は、がんと診断されてから亡くなるまでの時間をその方らしく生ききった患者さんから多くを教えていただきました。それを無駄にはしたくないと思っています。がん患者さんやそのご家族のみではなく、これからがんになるかもしれない方々にとって、この本がほんの少しでも暗い海を照らす一筋の光をもたらす小さな灯台のようであればと願っています。

また、身近ながんをこれから経験することになる高校生など、若い世代の人たちがこの本を手にして、がんについて知るきっかけになればと願っています。

この本を書くにあたって多くの道しるべを示してくださった東北大学名誉教授の仁平義明先生に深謝いたします。多くの患者さん、そのご家族、そして医療スタッフがこの本を書くための強い原動力となったことを忘れることはできません。また、この本を書く機会を与えてくれた幻冬舎メディアコンサルティングと編集者である福嶌雪乃さんに感謝します。最後に、娘の裕希と愛犬小太郎の婉曲的協力も欠かせなかったことを付け加えます。

２０２２年５月１日

参考文献

（１）独立行政法人　医薬品医療機器総合機構（閲覧日：２０２３年5月１日）
https://www.pmda.go.jp/PmdaSearch/iyakuSearch

（２）国立がん研究センター　国内で薬機法上未承認・適応外である医薬品について（閲覧日：２０２３年5月１日）
https://www.ncc.go.jp/jp/senshiniryo/iyakuhin/index.html

（３）がん情報サービス・最新がん統計　がん種別　胃（閲覧日：２０２３年5月１日）
https://ganjoho.jp/reg_stat/statistics/stat/cancr/5_stomach.html#ancho

（４）Neutralizing　Monoclonal Antibody Treatment Reduces Hospitalization for Mild and Moderate Coronavirus Disease 2019（COVID-19）：A Real-World Experience. Verderese JP et.al. Clin Infect Dis. 2022 doi: 10.1093/cid/ciab579.

（５）がん情報サービス・最新がん統計（閲覧日：２０２３年5月１日）
https://ganjoho.jp/reg_stat/statistics/stat/summary.html

（６）厚生労働省・先進医療を実施している医療機関の一覧（閲覧日：２０２３年5月１日）
https://www.mhlw.go.jp/topics/bukyoku/isei/sensiniryo/kikan02.html

（7）神谷美恵子著『人間をみつめて　神谷美恵子コレクション』加賀乙彦解説　みすず書房　２００４年
（8）Murray S, et al. Illness trajectories and palliative care BMJ 2005; 330 doi:（閲覧日：２０２３年５月１日）
https://doi.org/10.1136/bmj.330.7498.1007
（9）Pirovano M., et al. A New Palliative Prognostic Score: A First Step for the Staging of Terminally Ill Cancer Patients.　Journal of Pain and Symptom Management. 1999
（10）ダニエル・カーネマン著『ファスト&スロー　あなたの意思はどのように決まるか?』村井章子訳・友野典男解説　早川書房　２０１４年
（11）エーヴ・キュリー著『キュリー夫人伝』河野万里子訳　白水社　２０１４年
（12）米国国立補完代替医療センター（National Center for Complementary and Integrative Health）（閲覧日：２０２３年５月１日）
https://www.nccih.nih.gov/health/cancer-and-complementary-health-approaches-what-you-need-to-know
（13）がんの補完代替医療（CAM）―診療手引き　独立行政法人国立がん研究センターがん

研究開発費（課題番号：21分指-8-4）「がんの代替医療の科学的検証に関する研究」班　山下素弘　国立病院機構四国がんセンター　呼吸器外科（閲覧日：２０２３年５月１日）
https://www.mhlw.go.jp/stf/shingi/2r98520000002lamn-att/2r98520000002lasd.pdf

（14）米原万里著『打ちのめされるようなすごい本』　文藝春秋　２００９年

（15）C-CATがんゲノム医療とがん遺伝子パネル検査（閲覧日：２０２３年5月１日）
https://for-patients.c-cat.ncc.go.jp/

（16）Clinical Benefit of Comprehensive Genomic Profiling for Advanced Cancers in India. Aju Mathew JCO Global Oncology（閲覧日：２０２３年5月１日）
https://ascopubs.org/doi/full/10.1200/GO.21.00421

（17）ジェームズ・D・ワトソン著『BLUE BACKS 二重らせん　DNAの構造を発見した科学者の記録』江上不二夫／中村桂子訳　講談社　２０１２年

（18）Patient-Driven Second Opinions in Oncology: A Systematic Review.　Hillen, M. A. Oncologist　DOI:10.1634/theoncologist.2016-0429

（19）G8（Geriatric 8）（閲覧日：２０２３年５月１日）http://www.jcog.jp/basic/org/committee/A_040_gsc_20170530.pdf

（20）Barthel Index（閲覧日：２０２３年5月1日）http://www.uoeh-u.ac.jp/kouza/rihabiri/femur/download/files/fdecisiontable.pdf

（21）Patients' preferred and perceived level of involvement in decision making for cancer treatment: A systematic review. Noteboom, E. A. Psychooncology 2021（閲覧日：２０２３年5月1日）https://onlinelibrary.wiley.com/doi/10.1002/pon.5750

（22）山本周五郎著『赤ひげ診療譚』　新潮社　２００８年

（23）ヴィクトール・E・フランクル著『夜と霧　新版』　みすず書房　２００２年

（24）Common Terminology Criteria for Adverse Events（CTCAE v5.0）日本語訳ＪＣＯＧ版（閲覧日：２０２３年5月1日）https://jcog.jp/assets/CTCAEv5J_20220901_v25_1.pdf

（25）バーバラ・フレドリクソン著『ポジティブな人だけがうまくゆく3：1の法則』　日本実業出版社　２０１０年

（26）ECOGのPerformance Status（PS）の日本語訳（出典 Common Toxicity Criteria, Version2.0 Publish Date April 30, 1999 http://ctep.cancer.gov/protocolDevelopment/electronic_applications/docs/ctcv20_4-30-992.pdf）（閲覧日：２０２３年５月１日）
https://jcog.jp/doctor/tool/ps/

（27）Trajectories of Hospitalization in three Groups of Patients with Incurable Gastric Cancer Identified by Hierarchical Clustering: A Retrospective Analysis　Y Murakawa, et al. J Cancer Sci Clin Ther 2020;4（４）：499-510（閲覧日：２０２３年５月１日）https://fortunepublish.com/articles/10.26502.jcsct.5079090.pdf
Journal of Cancer Science and Clinical Therapeutics

（28）堀辰雄著『風立ちぬ』　新潮社　１９５１年

（29）Correlation between overall survival and hospitalizaion-or outpatient consultation-free period in patients treated with palliative chemotherapy: comparison of incurable gastric cancer and pancreatic cancer. Y　Murakawa., et al. Journal of Gastroenterology, Pancreatology & Liver Disorders. 2021（閲覧日：２０２３年５月１日）
https://symbiosisonlinepublishing.com/gastroenterology-pancreatology-

liverdisorders/gastroenterology-pancreatology-liverdisorders146.pdf

（30）Correlation between Overall Survival and Quality of Life in Colon Cancer Patients with Chemotherapy. Murakawa Y., et al. BMC Cancer 2023,https://doi.org/10.1186/s12885-023-10989-x

（31）リチャード・セイラー、キャス・サンスティーン著『ＮＵＤＧＥ 実践 行動経済学 完全版』遠藤真美訳 日経ＢＰ ２０２２年

（32）第19回日本臨床腫瘍学会学術集会（JSMO2022）会長企画シンポジウム９『新専門医制度「腫瘍内科専門医」』（閲覧日：２０２３年5月１日）https://www.youtube.com/watch?v=Noi90TzurPo

（33）数字で見るがん治療認定医（閲覧日：２０２３年5月１日）https://www.jbct.jp/general/figure.html

（34）ウィリアム・オスラー著『ある臨床医の生涯』梶龍兒・三枝小夜子訳 メディカル・サイエンス・インターナショナル ２０１２年

（35）EORTC QLQ-C30（version３）（閲覧日：２０２３年5月１日）https://www.eortc.org/app/uploads/sites/2/2018/08/Specimen-QLQ-C30-English.pdf

（36）正岡子規著『病牀六尺』　岩波書店　１９８４年
（37）Robert Waldinger『What makes a good life? Lessons from the longest study on happiness.』TEDxBeaconStreet（閲覧日：２０２３年5月1日）　https://www.ted.com/talks/robert_waldinger_what_makes_a_good_life_lessons_from_the_longest_study_on_happiness/c
（38）Morita T. 2006. 厚生労働科学研究費補助金（第３次対がん総合戦略研究事業）分担研究報告書QOL向上のために各種患者支援プログラムの開発研究（抜粋）
（39）Murakawa Y. 2007 東北大学大学院文学部研究科人間科学 心理学専攻　修士論文（抜粋）
（40）千葉敦子著『ニューヨークでがんと生きる』　文藝春秋　１９９０年
（41）岸本英夫著『死を見つめる心 ガンとたたかった十年間』　講談社　１９７３年
（42）E・キューブラー・ロス著『死ぬ瞬間　死とその過程について』鈴木晶訳　中央公論新社　２００１年
（43）E・キューブラー・ロス著『人生は廻る輪のように』上野圭一訳　角川書店　１９９８年
（44）ハインリッヒ・シュリーマン著『シュリーマン旅行記　清国・日本』石井和子訳　講談社　１９９８年

〈著者紹介〉
村川康子（むらかわ　やすこ）
弘前大学医学部卒業（1983 年）・医学博士（東北大学）
東北大学加齢医学研究所化学療法科・同医学部附属病院腫瘍内科を経て
2003 年～宮城県立がんセンター上席主任研究員
2005 年～同化学療法科（腫瘍内科に改称）診療部長
2023 年　宮城県立がんセンター退職
この間、東北大学臨床准教授・臨床教授、日本学術会議会員（第 23・24 期）

がんを自分《じぶん》らしく生《い》ききる

―新《あたら》しい「ホスピタルフリー・サバイバル」―

2023 年 12 月 15 日　第 1 刷発行

著　者　　村川康子
発行人　　久保田貴幸

発行元　　株式会社 幻冬舎メディアコンサルティング
〒151-0051　東京都渋谷区千駄ヶ谷4-9-7
電話　03-5411-6440（編集）

発売元　　株式会社 幻冬舎
〒151-0051　東京都渋谷区千駄ヶ谷4-9-7
電話　03-5411-6222（営業）

印刷・製本　中央精版印刷株式会社
装　丁　　弓田和則

検印廃止

ISBN 978-4-344-69022-6 C0047
幻冬舎メディアコンサルティングＨＰ
https://www.gentosha-mc.com/